谁动了女人的 内分泌

薛丽君　主编

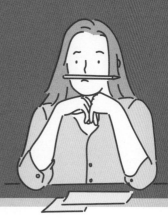

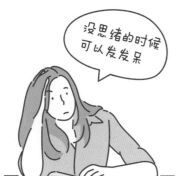

没思绪的时候可以发发呆

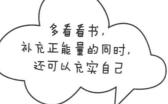

多看看书，补充正能量的同时，还可以充实自己

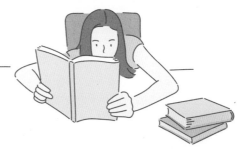

给自己做顿美味

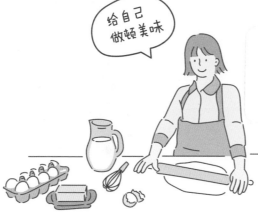

U0385983

黑龙江科学技术出版社
HEILONGJIANG SCIENCE AND TECHNOLOGY PRESS

图书在版编目（CIP）数据

谁动了女人的内分泌 / 薛丽君主编 . -- 哈尔滨：
黑龙江科学技术出版社 , 2019.1
ISBN 978-7-5388-9901-6

Ⅰ . ①谁… Ⅱ . ①薛… Ⅲ . ①妇科病－内分泌病－防
治 Ⅳ . ① R711

中国版本图书馆 CIP 数据核字 (2018) 第 270115 号

谁动了女人的内分泌
SHUI DONG LE NÜREN DE NEIFENMI

作　　者	薛丽君	
项目总监	薛方闻	
责任编辑	梁祥崇　　许俊鹏	
策　　划	深圳市金版文化发展股份有限公司	
封面设计	深圳市金版文化发展股份有限公司	
出　　版	黑龙江科学技术出版社	
	地址：哈尔滨市南岗区公安街 70-2 号　邮编：150007	
	电话：（0451）53642106　传真：（0451）53642143	
	网址：www.lkcbs.cn	
发　　行	全国新华书店	
印　　刷	深圳市雅佳图印刷有限公司	
开　　本	720 mm × 1020 mm　1/16	
印　　张	12	
字　　数	180 千字	
版　　次	2019 年 1 月第 1 版	
印　　次	2019 年 1 月第 1 次印刷	
书　　号	ISBN 978-7-5388-9901-6	
定　　价	39.80 元	

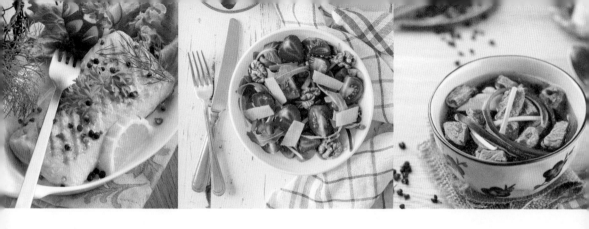

序 言

　　女人如花，如花一样的美丽，也有着如花一样的人生。女人要像守护花的娇嫩与芳香那般守护自己的健康与美丽，并且随着时间的推移依旧保持饱满的精神与动人的体态。

　　与男性相比，我们更容易从女性的面容来判断其年龄与身体情况，不少年轻女性在街上被喊"阿姨"时总是备受打击。其实，女性的健康与美丽与内分泌息息相关，但不少女性却忽视了它的重要性，比如头痛、脸色暗黄等小毛病，都是身体内分泌失衡的警示信号，如果能及早治疗便可减少疾病给生活带来的困扰，甚至能有效避免重大疾病的发生。

　　内分泌失调问题广泛存在于女性群体中，因此日常的调理与保养应当要引起足够的重视。

　　本书强调了内分泌平衡是女性健康的关键，讲述了女性在饮食调理、生活习惯调理、运动调理、心理调理等多方面的知识，帮助女性寻找内分泌失衡的原因，特别是病症部分与食疗紧密结合，能让读者轻松赶走乳腺增生、月经不调、焦躁不安等身体不适或精神不佳的状态，使皮肤重现光滑细嫩，重拾青春活力。

　　相信本书一定能激发您对自身内分泌的重视，并且对您的身体及精神状态的改善有所帮助。

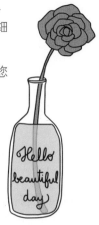

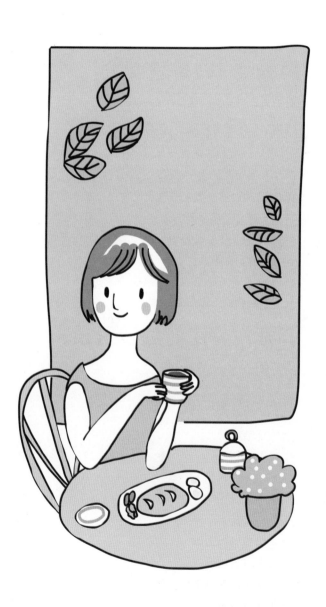

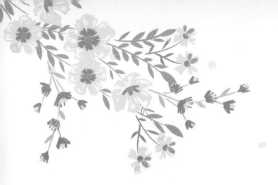

目录
Contents

Part3 赶走内分泌代谢病，做健康女人

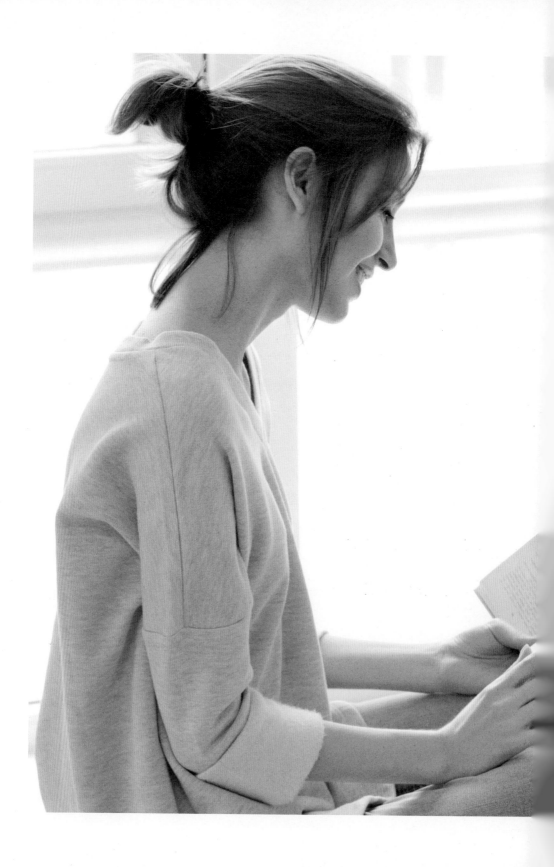

1

[读懂内分泌，
做智慧女人]

内分泌平衡是女性健康、美丽的关键。或许你并不知道女性皮肤差、身材走样、月经不调等都是内分泌失调惹的祸，但当我们掌握了这方面的知识，生活中的很多难题和烦恼就会迎刃而解。

日常自测与治疗，内分泌不神秘

皮肤自测

不少女性长期受痘痘问题的困扰，特别是经前很容易长痘痘。造成痘痘肌的原因可能与机体某些脏器功能下降、内分泌状况有关。如果长期水油分泌失衡，肌肤毛孔就会被堵塞导致无法正常呼吸，使脸部失去水润光彩。

◎**额头：肝脏解毒功能下降**

防治措施→调整作息时间，尽量在晚上11点前入睡，保证充足的睡眠时间以及良好的睡眠质量。

◎**眉心：心脏问题**

防治措施→避免激烈运动和烟、酒等刺激性物品，如出现心悸、胸口闷堵等由心脏活力减弱引起的症状时应尽快到医院咨询。

◎**鼻翼：胃火旺盛，消化不良**

防治措施→少吃辛辣、冰冷等刺激性食物。

◎**左脸颊：血液循环、肝功能出现问题**

防治措施→避免压力过大，保持正常作息与愉悦心情。

◎**右脸颊：肺部功能失常**

防治措施→注意呼吸道的保养，多进行户外运动。

◎**嘴唇四周：肠道问题**

防治措施→多吃富含膳食纤维的新鲜蔬果，帮助清肠、降火，减少便秘导致体内毒素积累的情况。

◎**下巴：生理期快来了，体内激素水平波动**

防治措施→使用温和的护肤品，少食用寒凉的食物。

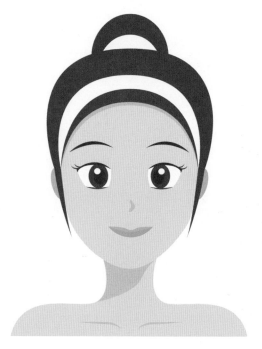

◤ 体毛自测

女性的体毛主要集中在眉毛、四肢和生殖器官，这部分体毛颜色较浅、质地轻柔，身体其他部位的体毛则较少，甚至没有。但是，如果在唇周、下颌、大腿内侧、乳晕周围等地方都有不同程度的毛发分布，就可能是内分泌失调造成的。这是由于内分泌系统产生和释放的雌激素不足，雄激素分泌过多，从而导致以上部位长出较多的毛发。对这些情况应当引起重视，这可能是某些身体疾病的征兆。

防治措施→

1.注意生活习惯的调节，避免熬夜和不良情绪的刺激。

2.可以多吃豆腐、豆浆等豆制品，以补充身体所需的雌激素。

◤ 体重自测

营养过剩、运动不足等导致身体摄入热量过多又没有及时被消耗时，就会被转化为脂肪堆积于体内，形成单纯性的肥胖，此时容易引起身体内分泌的紊乱。另外，女性体内脂肪代谢容易受到体内内分泌变化的影响，如果出现内分泌紊乱的情况，就会导致身体发胖。某些内分泌疾病也能引起肥胖，如多囊卵巢综合征、甲状腺功能低下等疾病都会导致女性肥胖。

防治措施→

1.多吃粗粮、蔬菜等富含膳食纤维的食物，以增加饱腹感，减少进食量。

2.不要盲目节食，不要乱吃减肥药，应遵医嘱，制定合理、可行的饮食方案与瘦身运动计划。

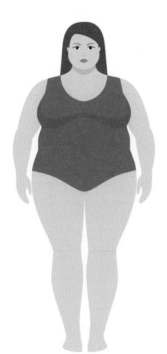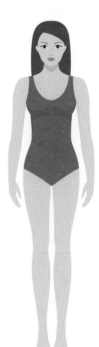

脾气自测

如果在一段时间内经常会为小事生气、经前容易烦躁、出现焦躁或易怒等情绪大波动的情况就应该引起重视了。特别是进入"前更年期"或更年期的女性，激素水平低下会诱发抑郁症、月经不调等症状。

防治措施→

1.清淡饮食能减轻脏腑负担，帮助身体机能的有序运作和内分泌的平衡。

2.薰衣草、茉莉花等香气具有镇定心神的作用，可选用自己喜欢的香气来驱逐疲劳，放松紧绷的神经，缓解压力。

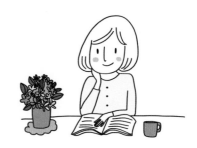

3.如果焦躁、抑郁等不良情绪长期持续，应及时到医院就医。

妇科疾病自测

·乳房胀痛 & 乳腺增生

用手触摸乳房，如果能摸到一些小肿块，并且时常感觉到乳房胀痛，说明身体已经受到激素影响导致乳腺变化。同时，肿块和胀痛也会随着月经期发生变化，月经前肿块会变大变硬，疼痛感也会明显增强；月经期过后，乳房变软，肿块变小甚至消失，疼痛的感觉也会随着减轻或消失。

防治措施→

1.山楂、玫瑰花、橘子等疏肝理气的食物可以解郁散结，有助于消除乳腺增生。

2.不乱吃减肥药，不吃辛辣刺激性食物。

3.避免长期穿着紧身内衣，注意定期体检，多关注乳房健康，做到及早预防，若发现异常情况应及时就医。

·痛经

痛经是指女性行经前后或月经期出现下腹部疼痛、坠胀，伴有腰酸或其他不适的症状。对于痛经，不少女性有着错误的认知，比如理所当然地认为疼痛是无法避免的，并且默默忍耐疼痛。如果痛经的症状严重会影响个人的生活质量，女性朋友对此应引起重视。

防治措施→

1.如果体内血液循环顺畅的话，疼痛就会减轻，不妨借助沐浴（足浴等）或添加衣物等方式让身体暖起来。

2.尽量不穿紧身内裤，不系腰带，因为下半身的血液循环畅通有利于全身的血液循环。

3.青梅、柠檬等味酸性寒的食品，以及冰冻饮料、生拌凉菜等生冷食品都应该减少食用，它们均不利于经血的畅行和排出，会加剧疼痛与不适。

· **月经不调**

月经是否规律是判断女性内分泌是否处于平衡状态的一个重要指标。如果月经周期、月经持续天数、月经量与经血颜色的情况波动较大，甚至偏离正常标准，此时应注意是否由于压力等因素引起了内分泌的失衡。

◎月经周期的判断标准：

从本次月经开始到下一次月经开始的时间间隔，为一个完整的月经周期。月经周期在25~38天之间都属于正常范围。

◎月经持续天数的判断标准：

行经期一般为3~7天。少于3天，属于经期过短；超过7天，属于经期延长，这两种情况都是月经失调的重要表现。

◎月经量的判断标准：

一个周期内经血量为30~60毫升是正常的，少于20毫升为月经量过少，多于80毫升为月经量过多。一般情况下第2~3天的经血量最多。如果觉得毫升量比较难把握，那我们可以用卫生巾的使用数量来衡量。血液湿透卫生巾的一半就算用了一片卫生巾。那么通常一次月经下来，需要的卫生巾约为25片。但是如果每换一次卫生巾不超过半小时就湿透了，甚至出现经血顺着腿往下流的情况，就说明月经量过多；如果湿透的卫生巾少于2~3片，就说明月经量过少。

◎经血颜色的判断标准：

月经初期经血颜色为暗红色或红棕色，中期一般为鲜红色，后期也可能会出现少量的棕色液体，这均属于正常现象。如果月经期经血为黑色或浅红色，经血稀薄如水等均属于不正常情况。

防治措施→

1.日常应掌握好自己月经期的规律，如果出现大幅度波动就要及时寻找原因并积极治疗，忌粗心大意，耽误病情。

2.适量运动能改善月经不调，比如瑜伽的伸展、扭转等动作均有利于女性生殖器官和性机能的养护。

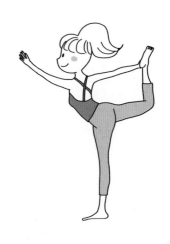

弄懂内分泌，与健康拉近距离

　　人体共有八大系统，包括运动系统、神经系统、内分泌系统、血液循环系统、呼吸系统、消化系统、泌尿系统、生殖系统，这些系统协调配合，使人体内各种复杂的生命活动能够正常进行。

内分泌系统

　　内分泌系统由全身的内分泌腺以及分布于全身的内分泌细胞共同构成，是通过信息传递整合机体生理功能的调节系统。内分泌系统不仅独立行使生理功能的调节职能，也与神经系统和免疫系统等在生理功能上紧密联系、相互协同、密切配合，对机体各种生理功能具有重要的调节作用。内分泌系统的功能被机体内分泌环境变化所启动，保持机体内环境稳定。

内分泌腺 & 内分泌细胞

　　内分泌腺是人体内一些无输出导管的腺体，人体主要的内分泌腺有下丘脑、垂体、甲状腺、肾上腺、胰岛、胸腺和性腺等。而每一个内分泌细胞都是制造激素的小作坊，大量内分泌细胞制造的激素集中起来，便成为不可小看的力量。

激素

　　激素是由内分泌腺和器官组织的内分泌细胞合成和分泌的，以体液为媒介，在细胞之间传递调节信息的高效能生物活性物质，对整个机体的生长、发育、代谢和生殖起着调节作用。

内分泌腺

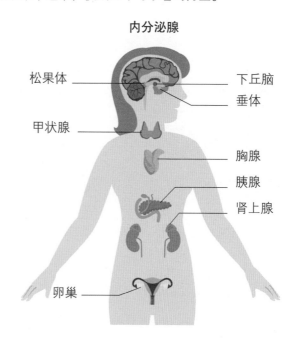

松果体

下丘脑
垂体

甲状腺

胸腺

胰腺

肾上腺

卵巢

内分泌疾病的病理机制

正常情况下，内分泌腺所分泌的各种激素是保持平衡的，如果这种平衡被打破，将导致机体新陈代谢功能紊乱，引起内分泌失调，此时相应的疾病就会出现。皮肤粗糙、肥胖、头痛、失眠和脾气急躁等都是女性内分泌失调的症状，严重时会引发妇科内分泌疾病，如月经不调、功能失调性子宫出血、卵巢早衰、更年期综合征等。而打破内分泌平衡的原因可以分为三个主要类型：激素过多、激素缺乏、激素抵抗。

两种激素决定着女性的健康美丽与青春活力

每个内分泌腺都能产生一种或一种以上的激素，人体可分泌上百种激素，为身体各个组织和器官服务。其中对女性身体影响较大的是雌激素和孕激素。

·不可不知的激素

从卵巢里分泌出来的雌激素和孕激素，它们与女性的健康和美丽息息相关，是维持女性每个月的月经，打造出适宜怀孕生育的内环境的重要物质。另外，雌激素和孕激素在塑造弹性、水润肌肤和富有光泽的头发以及富有女性魅力的曼妙身材方面发挥着重要的作用。同时担任着强化血管和强健骨骼、关节的任务，从而有效预防动脉硬化和骨质疏松症，还能使大脑运转灵活，是女性身心健康的重要守护者。

·雌激素和孕激素的主要作用

雌激素（卵泡激素）	孕激素（黄体激素）
◆培育卵泡	◆修复子宫内膜，帮助受精卵着床
◆增厚子宫内膜	◆妊娠期保护母体和胎儿
◆促进胶原蛋白的生成，使肌肤和头发保持水嫩润泽	◆促进乳腺发育
◆维持骨骼密度	◆保持体内水分
◆强健血管	◆提高体温
◆促进代谢	◆增加食欲
◆调节胆固醇，防止动脉硬化	◆引起月经
◆稳定身体精神状态，保持明朗情绪	◆皮脂分泌旺盛时容易引起粉刺
◆活化大脑，防止记忆力与注意力下降	◆容易引起焦躁不安

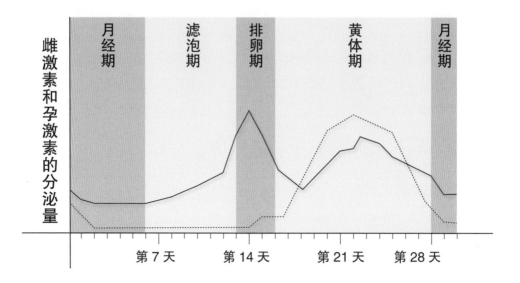

・月经周期与雌激素和孕激素的分泌量

雌激素和孕激素的分泌量

| 月经期 | 滤泡期 | 排卵期 | 黄体期 | 月经期 |

第 7 天　　　　第 14 天　　　　第 21 天　　第 28 天

（——雌激素，————孕激素）

　　雌激素能让女性拥有柔美神韵，孕激素则能让女性实现做母亲的梦想，而孕激素与雌激素既有拮抗作用又有协同作用，这两种物质的均衡分泌是女性健康美丽的重要保障。如果两者平衡被打破，就会造成内分泌失调，可能引发月经紊乱、子宫肌瘤等疾病。这两种激素的分泌量会随着月经周期而产生变化，具体可分为滤泡期、排卵期、黄体期、月经期等四个时期，并且在一个月经周期内（一般为25~38天），雌激素和孕激素的分泌量增减也会使女性的身体状态和情绪发生微妙的变化。

　　不少女性会有这样的感觉：经期过后身体变得轻盈，皮肤更加光滑，心情愉悦。这与该时期雌激素分泌旺盛有着密切的联系。相反，月经来临前，皮肤变得粗糙，情绪焦躁不安，这就是孕激素分泌增多的原因。

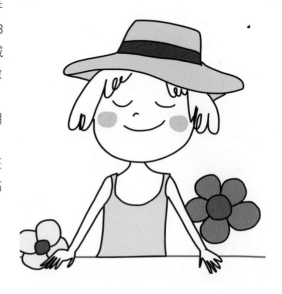

为什么你是内分泌失调的 "宠儿"

　　随着年龄的增长，每个人的内分泌功能都会越来越差，激素就陷入了失衡状态。你或许没有认真关注过自己，其实我们的身体每天都有细微的变化，但总体来说，还是朝着衰老的方向发展，而且内分泌失调问题也会日益突出。

　　虽说内分泌失调是人体衰老的必然过程，但生活中也不乏加速内分泌失调的不协调音符，为了个人的健康着想，应及时做出调整。

◤ 环境问题

　　现代工业的发展与科技的进步，在给人们生活提供便利的同时，也带来了不容忽视的环境污染问题。像雾霾等空气质量问题就给人们的健康敲响了警钟，它不仅影响着人体的呼吸系统，其有害物质被人体吸收后还会对内分泌系统造成破坏。

◤ 饮食习惯

　　糖、油炸类食物、酒精饮料等食品是不少女性餐桌上的常客，但它们会造成内分泌失调。特别提醒对甜食爱不释手的女性，甜食会影响体内胰岛素水平，诱发身体代谢紊乱。

◤ 生活习惯

　　不少人戏称自己是 "夜猫子"，然而这种状态并不是健康生活所提倡的，你以为自己与众不同，甚至炫耀自己的熬夜能力与青春的资本，但这恰恰是十分愚蠢的行为，因为这只是将 "青春" 提前消费了而已。另外，像 "沙发土豆" 式的慵懒状态以及上班族长期久坐的状态都会对健康造成威胁，缺乏运动时体内的血液循环受阻，营养无法吸收，毒素也无法排出。

◤ 精神状态

　　快节奏的社会生活所带来的压力，是每个人都能感受得到的，不管是来自工作、生活还是学习的压力，如果不懂得自我调节，精神紧绷不仅会影响睡眠质量，神经系统在感知这种紧张的精神状态后也会造成内分泌失调。

每个年龄段的内分泌烦恼

15岁，生理懵懂期

父母要及时教给孩子基本的生理卫生知识，加强孩子对自己身体的了解，及时发现身体的变化，并做好有效的自我保护措施，当发现存在性早熟或发育迟缓症状时，应及时向医生咨询。

·性早熟问题不容忽视

女性进入青春期后，卵巢开始分泌雌激素，以促进阴道、子宫、输卵管和卵巢本身的发育，同时子宫内膜增生，开始产生月经。女孩的第1次月经称为月经初潮。大多数女孩的初潮年龄为12~14岁。而月经初潮来临前孩子的身体也会发生一些变化，比如乳房开始发育、身高突然增长、长出了阴毛或腋毛等。月经初潮后女孩子的身高增长放缓，并在两三年内身体发育停止，身高增长也停止。

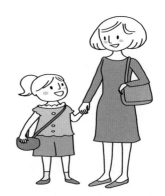

近年来，"性早熟"这个词备受关注，不少人会说，现在的小孩比从前发育早、发育快。一些小女孩在11岁左右就来月经了。无论是外部原因还是孩子自身内分泌因素的影响，性早熟都会给孩子的生活带来困扰。首先，过早发育（渐渐隆起的胸部）会让孩子和同龄的小孩在相处时有距离感，甚至产生自卑心理。其次，月经初潮时间的早晚与孩子的最终身高有着密切联系。再者，月经初潮来得早意味着绝经时间也可能较早，有效的生育年龄就会被压缩。父母要给孩子正确的指导，不吃含有过量添加剂的食品，避免让孩子接触到含雌激素的化妆品、营养品或药品等。日常注意饮食均衡，不要乱给小孩吃营养品，听从医生指导，帮助孩子顺利度过青春期。

·发育迟缓

发育迟缓意味着青春期延迟到来，第二性征的发育比同龄孩子晚很多。一般情况下，如果女孩13岁以后还没有出现乳房发育，或者15岁时还没有月经初潮，又或者是乳房发育后两年没有月经初潮，只要符合以上一项，即可判定为发育迟缓。

体质性原因、病理性原因或生理缺陷原因（如特纳综合征）都会导致发育迟缓，不少家长并没有特别在意孩子发育迟缓的问题，认为这只是单纯的发育较晚。但是粗心会酿造悲剧，如果错过最佳治疗时期，会影响孩子的一生。

25岁，谱写美丽篇章

雌激素是保持水嫩皮肤、塑造玲珑身段的得力助手，一旦体内雌激素的分泌不足，这些原本属于青春女性的印记就会被偷偷抹掉。研究显示，从25岁开始，女性的雌激素分泌便开始减少，脸上也会出现第一条皱纹，只要你细心关注身体的微妙变化，雌激素的减少还是很容易被察觉的。

岁月的刻刀已经伸向你美丽的脸蛋，你也能明显感觉到熬夜后状态不佳，身体元气恢复所需的时间比以前要长。此时你要做的，一是不胡乱挥霍青春的资本，要养成健康有序的生活习惯；二是让身体分泌出足够的激素，以提高体内代谢水平，改变脂肪分布，促进皮下脂肪沉积，使皮肤能够保持一定的厚度，让水润紧致赶走皱纹。

25岁内分泌调理手册

1.与周围的人保持和谐的关系，避免紧张、易怒情绪，多与他人沟通交流能拥有轻松的心情。

2.养成健康的生活习惯：定时起床、定时睡觉、定时吃饭、定时排毒。

3.饮食调理的力量不容忽视。饮食搭配均衡，不挑食，不偏食，减少外食的次数。

4.拥有一种自己热衷的兴趣爱好，可以是工作之余的一趟旅行度假，可以是每周一次的业余培训课（绘画、乐器、瑜伽），也可以是每天的晨练或饭后散步。

5.日常对自己的身体多加关注，进行不定期自查，及时发现小毛病；每年进行一次妇科检查，给身体多一份健康保障。

小锦囊

恋爱中的人心情好，每天哼着小曲，也愿意花时间做肌肤的保养与化妆打扮。25岁的年纪，不妨谈一段恋爱，因为女性坠入爱河时体内的雌激素分泌量会迅速升高，雌激素可以使皮肤保持水分，促进皮肤的新陈代谢及身体的血液循环，使肌肤柔嫩、细致，脸色红润，这也是大家认为恋爱中的女性格外漂亮的重要原因。

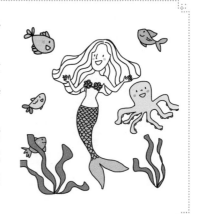

30岁，上好保养第一课

30岁的女人褪去了青春期的稚嫩，变得睿智、成熟，少了份浮躁，多了份沉静，举止变得优雅大方了。

为人妻，为人母，为人女，如果你能将这些关系处理得恰到好处，将生活料理得秩序井然，将自己打造得精致优雅，那么，良好的体态也将与你相伴。另外，不要忘了继续保持纯真与浪漫，也不要停止追求幸福的脚步，良好的心态能帮助你积极应对一切打乱正常生活节奏的干扰因素。

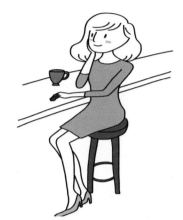

如果问30岁的女人将面临什么难题，那痘痘与衰老问题会是首先被提及的。俗话说男人三十而立，现在我们可以补充一句，女人三十而丽。30岁的女性请紧紧抓住青春的尾巴吧。

30 岁内分泌调理手册

1.战胜成人痘

青春期的痘痘，只要多注意饮食调理和作息调整，做好脸部清洁与药物涂抹工作就能够很快消除了，但这并不适用于30岁的你。很多30岁出头的女性还会拿痘痘开玩笑，说"长痘痘，那是因为我还年轻"。必须残忍地唤醒沉浸在美好幻想中的你，30岁后长的痘痘不是青春痘，而是成人痘。

30岁的痘痘也不是少吃一块鸡排、多敷一次面膜、好好睡上一觉就能轻易赶走的。与青春期油脂分泌过剩而导致的痘痘问题不同，成人痘与内分泌失调密切相关，而作息不规律、工作压力过大、饮食不当等都是其产生的主要原因。

前面自测的部分我们已经讲解了痘痘与机体各器官的联系，因此，你可以根据痘痘所在部位，额头、眉心、鼻翼、脸颊、嘴唇四周及下巴等来判断身体哪里出现毛病，再通过饮食、按摩等方法对症治疗。

2.卵巢保养

除了战胜成人痘，抵抗衰老也是30岁女性的重要课题。特别是35岁以后，请积极挽救正在走下坡路的卵巢功能。卵巢不仅是孕育卵子的器官，也是分泌雌激素的重要器官。饮食中少吃甜食、少吃食盐、少吃冰冷及辛辣刺激性食物，可多食用绿色蔬菜、柑橘类水果及全谷类食物等富含叶酸的食物，可预防卵巢衰老，降低卵巢癌的发生率。

3.保持平和的心态

与25岁相比，30岁时的你可能在工作上担任更重要的职位，这是一种能力提升与经验积累的证明，但你也会面临更多的挑战与困境，而且无论是家庭还是工作都需要花费更多的精力与心思。压力是普遍存在的，这就容易造成情绪的波动与过度疲劳现象，加速了机体的老化。此时，平和的心态与规律的作息是保持年轻体态的良药。适当的体育锻炼，比如瑜伽、慢跑等可促进体内血液流通和新陈代谢，能挽回短暂丢失的属于女性的青春活力。

小锦囊

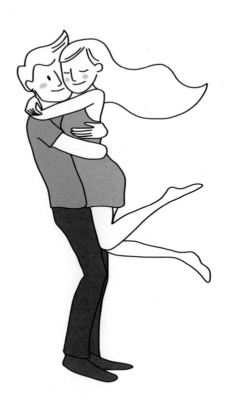

30岁的你可能已经是一位幸福的妻子了，但即使是结婚一段时间了，也请你记住恋爱时的感觉，并且不时给自己制造恋爱的感觉。因为不少成年人在结婚几年后就戏称是老夫老妻了，日常的行为举止变得随意，也不再费心揣测对方的心思，此时不妨用心给彼此制造新鲜感与神秘感，一趟温馨的旅行、一顿烛光晚餐都是属于彼此的心动时光、浪漫时光，能促进雌激素的分泌，让美丽的期限延长。

40岁，衰老的时针加快转动

从25岁开始，女性的激素分泌量就开始减少，30多岁时容易出现内分泌紊乱现象，40岁时激素分泌下降的速度就更快了。如果不及时关注内分泌问题，衰老的迹象就会更明显。哪些身体特征告诉我们这个人老了呢？很多人会在脑海中搜索出"头发花白""脸色黯淡无光""皮肤松弛""身材发福"等关键词。

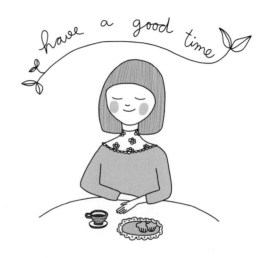

我们不能阻挡衰老的到来，却可以减缓它到来的脚步。卵巢功能的衰退使得体内雌激素和孕激素的分泌减少甚至消失，此时一些不适症状就会出现，比如水肿、胸痛、心浮气躁等。40岁的女性如果能做好调理的工作，就能避免子宫内膜异位等多种妇科疾病，延迟更年期的到来。

40岁内分泌调理手册

1.预防更年期

都说岁月无情，它不仅在女性的肌肤上留下痕迹，还会带来失眠、情绪低落等一系列问题。不少女性听到"更年期"就会紧张起来，如果提前了解更年期的相关知识，就能及早做好心理与生理准备。

◎心理准备：

40岁女性面对的工作与生活的压力与日俱增，要学会心理调节、自我放松。在人际交往中要学会转移矛盾，保持精神愉快。

◎生理准备：

40岁女性也容易发胖，而且减重也不像从前那么轻松简单，因此，为了保持好身材也要付出更多的努力。积极进行身体锻炼，能促进新陈代谢，提升睡眠质量，还能增强体质。

2.及早补钙

钙是人体中含量最多的无机盐组成元素，约占人体重量的1.4%。钙是人体神经传递、肌肉收缩、血液凝结、激素释放等所必需的元素。人体中99%的钙存在于骨骼和牙齿中，组成人体支架，成为机体内钙的储存库，剩余的1%存在于软组织、细胞间隙和血液中，骨骼通过不断的成骨和溶骨作用使骨钙与血钙保持动态平衡。

一般情况下，30~40岁是身体骨钙含量最高的时期。年龄的增长，工作、学习、生活的压力加大都会消耗掉体内大量的钙，尤其是40岁以后，骨骼中的钙就会被调入血液，造成骨密度下降，骨钙慢慢流失，导致骨质疏松症。所以，40岁的女性应及早给身体储存丰富的钙，预防骨质疏松症。

《中国居民膳食指南（2016）》中提到，奶类富含钙，人们应该补充各种各样的奶制品（相当于每天补充液态奶300毫升）。牛奶的确是钙的重要食物来源，每100毫升牛奶的含钙量在100毫克左右。其次，芝麻也是很好的补钙食品，每100克芝麻酱中的钙含量约为1000毫克，并且芝麻可以增加皮肤弹性，能防止头发过早变白或脱落，还具有很好的润肠通便作用。此外，虾皮、豆制品等都是食物补钙的重要来源之一。

小锦囊

药物不是万能的：很多人一生病就忙着找药吃，可是过一段时间疾病还会找上门。身体出现不适时，药物治疗确实能起到很好的辅助作用，但有些疾病的调理却要从生活着手才能避免陷入恶性循环，调整作息、适当运动和改善饮食结构比药物管用，是强健体魄的良方。40岁的女性魅力正在递减，自信心也会受到打击，调整好心态有助于保持好这个年龄段女性该有的状态。

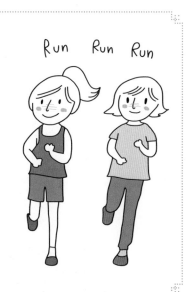

50岁，更年期的智慧

围绝经期综合征又称更年期综合征，多发生于45～55岁的女性身上。生理性、病理性或手术而引起的卵巢功能衰竭是围绝经期综合征出现的根本原因。

更年期如期而至，具体症状有哪些

1.月经改变

月经周期改变是围绝经期出现最早的临床症状，分为三种类型：第一种是月经周期延长，经量减少，最后绝经；第二种是月经周期不规则，经期延长，经量增多，甚至大出血或出血淋漓不断，然后逐渐减少而停止；第三种是月经突然停止并且再也不来月经了（该情况较少见）。绝经是女性进入更年期的重要标志。

2.血管舒缩症状

临床表现为潮热、出汗，是血管舒缩功能不稳定的表现，是围绝经期综合征最突出的特征性症状。潮热起自前胸，涌向头颈部，然后波及全身，少数妇女仅局限在头、颈和乳房。在潮红的区域患者感到灼热，皮肤发红，紧接着暴发性出汗。持续数秒至数分钟不等，发作频率每天数次至30～50次，夜间或应激状态易促发。此种血管功能不稳定可历时1年，有时长达5年，甚至更长。

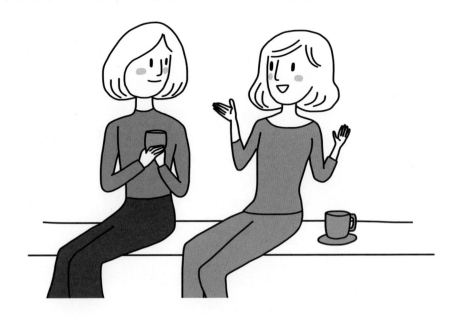

积极应对更年期

1.适当补充雌激素

激素替代疗法是为解决女性更年期问题而采取的临床医疗措施，患者应及时到医院检查，医生会根据患者的实际情况，给予合适剂量的雌激素补充，同时，要做好定期复查工作。

2.防治骨质疏松

借助钙质食物来补充钙质，是防治骨质疏松的重要手段。钙质食物主要来源于牛奶、骨汤、各种豆类及豆制品。

3.饮食方案

女性可适当补充优质蛋白质、B族维生素、铁、钙等营养物质。鱼肉、鸡肉、虾类、蛋类都是优质蛋白的主要来源，有助于大脑提高注意力，并保持精力充沛的状态。在膳食中补充维生素有助于女性的精神调节，橙子、苹果、草莓、菠菜、生菜、西蓝花、白菜及番茄等果蔬含大量维生素。可以选择全麦面包、麦片粥、玉米饼等谷物，或者是富含纤维的蔬菜，如豆芽、萝卜、芋头、海藻，食用后可以增加胃肠蠕动，促进胆固醇的排泄。大豆可改善更年期综合征，银耳对延缓卵巢功能的衰退也有一定作用。大枣、百合、小米等具有养血、润燥功效的食材，可改善脾气暴躁和失眠。

4.心理调节

保持生活规律化，坚持体育锻炼，培养开朗、乐观性格；多参与集体活动，感受朋友的友善与热情；积极与身边的人沟通，让他们多体贴、多谅解。

小锦囊

正视自己的更年期：追求美丽是女性终身的课题，但更年期的到来却是对美丽的极大考验。因为小事而大发雷霆、失眠多梦、头痛、腹胀等都让更年期明显带有贬义色彩。其实更年期是女性衰老过程中的一个正常阶段，只要合理调理便可减轻更年期的症状。

每年妇科健康检查，防患于未然

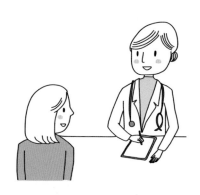

如果有人问你，"你喜欢甜食吗""你喜欢青菜吗"等问题，或许你都能回答出来。但如果是问"你了解自己的身体吗"，你是否也能准确应答？

如果答案是否定的，你对自己的健康状况并不了解，你甚至想不出上次做健康检查是什么时候了，那就不能再在这个问题上放任不管了。

即使没有不适症状，每一位女性都应该每年做1次妇科健康检查。通常来说，年轻女性患上妇科病的概率确实很低。但随着社会发展，更多的女性朋友在从事高强度的工作，而且日常饮食、作息、运动等也不规律，这样就造就了我国妇科病的患病者呈年轻化趋势。所以，对每年的妇科检查要给予足够的重视，通过检查了解自己的内分泌情况，及早发现身体异样，避免病情转化为慢性，或者晚期。比如子宫颈癌、卵巢癌、乳腺癌以及子宫肌瘤等常见病都能通过体检早发现、早治疗。

由于女性生殖器官的特殊性，生殖器官十分容易受到感染，所以这方面的检查项目也较多，女性朋友不要因此而觉得麻烦，彻底检查才能尽早地发现自身存在的问题，及早进行治疗。

妇科检查主要分为四个步骤：外阴部检查、阴道检查、宫颈检查、子宫及附件检查。女性朋友应在医生的指导下完成所有检查项目，并根据检查结果作出相应的调养措施。

特别提醒

卵巢癌在妇科肿瘤中的发病率位居第二，其病死率比宫颈癌和子宫内膜癌都高，对生命的威胁最大。卵巢癌多见于绝经后女性，因此，40岁以上的女性如果出现慢性腹痛、腹胀等消化道症状，以及长时间的卵巢功能障碍，如月经不调或绝经后阴道流血，则应提高警惕。定期做妇科检查是早期发现卵巢癌的唯一途径。一般来说，有家族史的高危人群最好半年做一次检查。

看懂女性内分泌化验单

内分泌六项检查（又称性激素六项检查）是女性了解自己的内分泌状况的重要检查方式。从化验单上的各项检查指标可以看出自身卵巢、脑垂体以及下丘脑等功能是否正常。

检查指标	主要功能	检测参考值	检测值异常的分析
促卵泡生成素（FSH）	由垂体前叶嗜碱性细胞分泌的一种糖蛋白激素，其主要功能是促进卵泡发育和成熟	排卵前期1.5~10U/L，排卵期8~20U/L，排卵后期2~10U/L	FSH值低见于雌、孕激素治疗期间、希罕氏综合征等，FSH值高见于卵巢早衰、卵巢不敏感综合征、原发性闭经等
促黄体生成素（LH）	由垂体前叶嗜碱性细胞分泌的一种糖原蛋白激素，其主要功能是促进排卵，形成黄体分泌激素	排卵前期2~15U/L，排卵期20~100U/L，排卵后期4~10U/L	低于5U/L比较可靠地提示促性腺激素功能低下，见于希罕氏综合征；LH/FSH≥3，则是诊断多囊卵巢综合征的依据之一
催乳素（PRL）	由垂体前叶嗜酸性细胞之一的泌乳滋养细胞分泌，是一种单纯的蛋白质激素，主要功能是促进乳腺的增生及乳汁的生成和排乳	非哺乳期，血PRL正常值为0.08~0.92nmol/L	高于1.0nmol/L即为高催乳素血症
雌二醇（E2）	由卵巢的卵泡分泌，其主要功能是使子宫内膜生长成增殖期，促进女性第二性征的发育	排卵前期48~52lpmol/L，排卵期370~1835pmol/L，排卵后期272~793pmol/L	E2低值见于卵巢功能低下、卵巢功能早衰、席汉综合征
孕酮（P）	由卵巢的黄体分泌，主要功能是促使子宫内膜从增殖期转变为分泌期	排卵前期0~4.8nmol/L，排卵后期7.6~97.6nmol/L	排卵后期血P值低，见于黄体功能不全、排卵型子宫功能失调性出血
睾酮（T）	女性体内睾酮，50%由外周雄烯二酮转化而来，25%为肾上腺皮质所分泌，仅25%来自卵巢，主要功能是促进阴蒂、阴唇和阴阜的发育，对雄激素有拮抗作用，对全身代谢有一定影响	正常浓度为0.7~3.1nmol/L	T值高，称高睾酮血症，可引起女性不育；患多囊卵巢综合征时，血T值也增高；女性血清Testo的测定有助于评价多毛症、脱发和月经异常

了解内分泌的药物治疗法，科学改善体质

想要解决内分泌失调所引起的各种不适，可以借助于调整生活作息、均衡摄入营养、健康运动和调节心态释放压力等方式。如果在尝试了以上方法后症状的改善有限，那你也可以考虑采用温和的药物治疗来科学改善体质。

应对疾病的方法很多，但逃避绝对不是其中的一种。如果不重视身体发出的警示信号或一再忍耐只会让病情加重，甚至错过最佳的治疗时机。短效口服避孕药、激素补充疗法或中药疗法这三种疗法可以缓解女性因内分泌失调造成的身体不适。借助药物的力量，可以让我们重新找回那个充满活力、健康美丽的自己。

短效口服避孕药

短效口服避孕药是由雌激素和孕激素配制而成的复方药物，服用避孕药除了是一种有效的适合健康育龄女性的常规避孕方式，还能改善女性的内分泌水平。

服用效果

◎使每月雌激素和孕酮的分泌变动变得柔和
◎抑制排卵，让卵巢休息
◎改善"前更年期"症状
◎缓解水肿
◎预防卵巢癌、子宫内膜癌等疾病

服用需注意

◎以28天为一个完整周期进行服用
◎可能会引发恶心、呕吐等副作用

小提示

虽然部分短效口服避孕药为非处方类药品，可以在药店直接购买，但由于每个人的身体状况不同，最适合的成分与剂量也不尽相同，因此，建议女性朋友在医师或药师等专业人士的指导下服用，并仔细阅读药品说明书。

激素补充疗法

在生育期，卵巢周期性产生雌激素和孕激素，雌孕激素协同作用，维持女性健康生理。女性40岁后，卵巢功能逐渐衰退，直至绝经。雌激素水平明显下降导致妇女身心功能异常，产生潮热、出汗等更年期症状。而激素替代治疗（Hormone Replacement Therapy）则是一种补充急剧减少的雌激素的治疗法。激素替代治疗的好处很多，但还是存在缺点的，实行激素替代治疗前应了解清楚相关的知识。如果治疗过程中身体出现不适症状，要及时向医生反馈，这样才能及时调整治疗方案，获取健康。

服用效果

◎改善潮热

◎改善心悸

◎缓解睡眠障碍

◎缓解烦躁、抑郁

◎保持肌肤湿度和弹性，预防皱纹

◎改善萎缩性阴道炎、关节疼痛

◎预防及治疗绝经后骨质疏松

◎预防老年性痴呆

◎降低冠心病的发生率

◎降低结肠癌的发生率

服用主要副作用

◎白带分泌量增多

◎乳房和小腹发胀

◎阴道异常出血

◎头痛

◎恶心

谨慎实行激素替代治疗的人群
（相对禁忌症）

◎癫痫患者

◎严重高血压患者

◎乳腺囊性纤维性疾病患者

◎子宫肌瘤患者

◎家族性高脂血症患者

◎糖尿病患者

◎偏头痛患者

◎胆囊炎、胆结石患者

◎慢性血栓栓塞性静脉炎患者

◎子宫内膜异位症患者

◎慢性囊性乳腺炎患者

不能实行激素替代治疗的人群
（绝对禁忌症）

◎曾不明原因的阴道出血

◎急性肝病患者

◎慢性严重肝功能损害者

◎乳腺癌患者，或曾经罹患乳腺炎者

◎子宫内膜癌患者

◎血栓症患者，或曾经有过血栓者

◎眼神经血管性疾病患者

激素替代治疗中雌激素、孕激素的配伍方式

单用雌激素

仅适用于子宫切除不需保护子宫内膜的妇女。主要为连续用药方式。

单用孕激素

有周期性和连续性两种用药方式。前者适用于绝经过度期，连续性短期使用孕激素适用于绝经后症状重，需要用激素替代治疗但又存在雌激素禁忌症的妇女。

雌、孕激素联合使用

适用于子宫完整的妇女，加用孕激素的目的除对抗雌激素促子宫内膜的过度生长作用外，对增进新骨形成可能有协调作用。包括两种应用方式：

（1）雌、孕激素序贯应用：模拟生理周期，此疗法阴道出血率高但较规律，适应于年龄较轻、绝经早期、能够接受周期性阴道出血的妇女。

（2）雌、孕激素连续联合应用：雌、孕激素每日联合使用，适应于年龄较大、不愿有周期性阴道出血的妇女，但在用药半年内常有难以预料的阴道出血情况。

特别提醒

1.相信大家都知道"更年期"这个词，但是对于更年期的认知却存在着很多的误区，很多女性觉得更年期离自己很远甚至不会发生在自己身上，也有一部分女性认为这是一个自然现象，根本不需要治疗。有调查显示，仅1%～2%的人会去医院治疗更年期综合征。更年期综合征的症状令人头痛，而且对生活、家庭的影响较大，激素替代治疗是让更年期成为幸福期的重要法宝，日常不妨多了解这方面的知识。

2.在开始实行激素替代治疗前，要先做仔细的检查，了解自己的卵巢状态，同时也让医生了解你的病情，给予合理的治疗。包括接受问诊（了解病史、现在的症状等）、激素数值、血压值、血糖值、肝功能、骨量等数据，而且并不是每一位患有更年期综合征的人都能接受激素替代治疗，如果检查结果显示存在较大风险，则无法进行激素替代治疗。

中药疗法

　　避孕药与激素替代治疗能在短期内产生效果，对内分泌失调有较好的改善作用，但中医学蕴含了调养身体整体状态的观念，运用中医疗法能使身体调养至平和、健康状态。而且中药的副作用相对较少，可以长期服用，也可以与其他疗法一同配合。但无论是哪一种疗法都存在优缺点，治疗时要结合自身的情况，在医生的指引下进行，采取合适的疗法，特别是合并用药，避免不良后果的发生。

服用中药的优点

◎中药性味平和，绝少毒副作用

◎一种处方便能调理多种症状

◎可以长期服用

◎适合不同群体

◎可以与避孕药、激素替代治疗合并使用

服用中药的缺点

◎需要一段时间才见效

◎在改善更年期潮热症状方面，比激素替代治疗的效果差

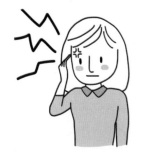

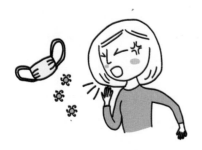

小锦囊

想要通过中药疗法改善病情、获取健康的女性，应当到正规的中医医院或诊所，由医师开出处方。而且中药的效果是慢慢展现的，一般先服用1个月，期间注意观察身体的状态，如果病情得到改善，说明药方是有效的。相反，如果服药后不但没有明显的改善征兆，还出现头痛、恶心、呕吐等症状，就应该立即求助医师，了解原因，调整用药。

了解自己的体质——虚证和实证

在中医学里患者所展现的状态被称之为"证"，医师需要通过四诊"望诊、闻诊、问诊、切诊"来诊断患者的"证"，从而找出合适的中药来调理。其中"虚证""实证"是最具代表性的。体力衰弱，不足以维持身体健康的状态称为"虚证"；气力在体内堆积、滞留并引发疾病的状态称为"实证"。

生活中可以根据以下身体症状判断自己的体质类型：

实证	虚证
肌肉发达且结实	瘦子或虚胖
体力好	体力衰弱
肠胃强、食量大	肠胃不好、食量小
不容易疲劳	容易疲劳
气色好、肌肤有光泽	气色不好、肌肤干燥
容易便秘	容易腹泻
大便硬	大便稀
尿色深、次数少	尿色淡、次数多
月经量多	容易出现月经不调
喜欢冷空调	不喜欢冷空调
不容易感冒	容易感冒
肚子上的肉富有弹性	肚子上的肉松软

调理女性生理不适的常用处方

在众多的中药处方中，"加味逍遥丸""当归芍药散""桂枝茯苓丸"是常用于调理女性生理不适的处方，特别是在"前更年期"或更年期时期可以和短效口服避孕药、激素补充疗法并用，对改善肩膀酸痛、发冷等症状都有良好的作用。

◆加味逍遥丸

能促进血液循环、温热身体，缓解上火、失眠、焦躁、痛经等内分泌失调引发的症状。

◆当归芍药散

适合怕冷、体力衰弱人群，能促进血液循环、温热身体，改善贫血、痛经、月经不调等症状。它有助于调节内分泌，舒缓发冷、水肿、疲劳、肩膀酸痛等症状。

◆桂枝茯苓丸

适合气血流通不畅、体力旺盛人群，能疏通阻塞的血液，改善腹胀、小腹疼痛、月经不调，消除冻疮、黑斑、湿疹。

◆服用方法：

1.吃饭时服用中药会影响药物吸收，建议在饭前或两餐之间的空腹时间服用。

2.中药的效果是慢慢显现的，因此要按照医师的指示坚持按时按量服用。

人体的气、血和水

除了虚证和实证，中医学还认为人体内有三大要素，分别是气、血和水。气是生命能量，血是血液以及它的循环作用，水是血液以外的液体。三者互相关联，在体内均衡循环，是人体免疫力的重要保障。但是如果三者的平衡被打破，身体就会显现各种毛病：

元气充足且流通畅顺是健康的基础，否则就会影响神经系统和免疫力等。

血液循环不通畅，血液就会变得黏稠；血液不足时会引起贫血。

淋巴液、汗、眼泪等充当润滑油的工作，协助身体器官有序运作。

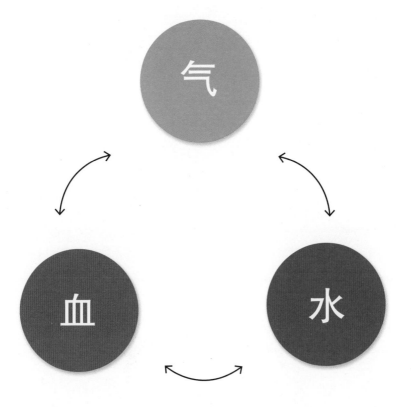

女性常见内分泌失调问答

◤ 哪类女性容易出现内分泌失调？

随着社会地位与自我诉求的提升，现代女性在工作与生活上有着更多的可能性，同时也承担着前所未有的压力，尤其是25~40岁的职场女性，不良生活习惯造成的内分泌失调现象普遍存在。

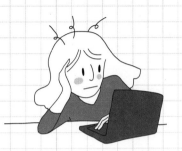

1.为了保持良好的体形，不少职场女性借助多种瘦身方式进行减肥，但是，如果采用了不正确的瘦身方式，就会导致身体某些重要营养素的缺乏，造成机体免疫力下降、内分泌失衡，让病菌有机可乘。

2.职场女性会在工作上花费大量的时间，相应地，生活时间就会被挤压，饮食也变得随意。当外食成为了一种常态，满足于快餐的便捷的同时就容易忽略食材搭配是否营养、制作是否卫生，最重要的是，快餐中含有较多的人工激素，口味偏向辛辣刺激，烹饪时不乏油脂类食物，这些都容易导致内分泌紊乱，人体健康就没有办法得到保障。

3.办公室女性的健康还会受血液循环不畅影响。长期久坐不动或缺乏运动，会使人体代谢的节奏变慢，毒物就会在体内积聚，从而引起内分泌失衡。

4.加班熬夜不仅仅是男性的专利，职场女性也需要加班熬夜，此时"熬夜脸"就会不请自来，皮肤暗淡无光泽、黑眼圈、痘痘、细纹等都不是女性想要看到的皮肤状态，同时它们也预示着身体处于亚健康状态，甚至是出现机体器官受损的情况，是代谢不畅和内分泌失调的重要警示信号。

5.这个时期的职场女性还处于适婚年龄，因此还要背负其他的身份——妻子、母亲等，此时压力不仅仅来源于工作，还有家庭的部分，如果长期保持紧张情绪，会直接影响内分泌系统，对健康体质造成威胁。

内分泌失调到什么程度，需要到医院做检查和治疗？

现实生活中不少女性会出现内分泌失调的情况，比如脸上痘痘问题严重、长期受便秘困扰、莫名脾气暴躁等，但这些并没有引起注意并得到重视。除此以外，遇到以下情况也应该及时到医院接受检查，并在确诊病因后及早进行对症治疗。

第一，有痛经症状的女性需要注意，痛经虽然是女性中普遍存在的生理现象，但如果痛经情况比较严重，超出了个人可忍受范围，并且给生活、工作带来了困扰时，就应该及时就医。

第二，阴道瘙痒长期反复发作的女性应及早到医院检查治疗。

第三，调节生殖的神经内分泌功能失调会导致性激素分泌异常，并引发子宫异常出血。值得注意的是，月经出血异常往往是很多严重疾病的症状，比如子宫颈癌、子宫内膜癌等。所以，不要以为异常出血是简单的月经失调，更不要在家盲目乱用药，尽快去医院做一下检查，避免贻误了病情。

第四，性欲低下或性欲过强都是性功能障碍，会干扰到正常的生活秩序，女性要提高警觉，也需要经内分泌检查后，进行激素联合治疗。

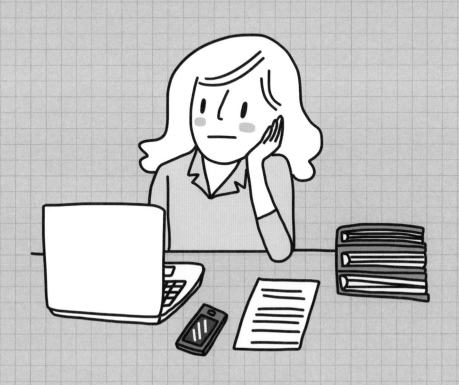

子宫异常出血怎么办？

女性子宫异常出血一般表现为月经持续期过长或量过多或二者皆有，月经过频，非月经或月经间期出血，或绝经后出血等。其中患者由于器质性原因的子宫异常出血约占25%，其余则是由于下丘脑–垂体–卵巢轴的功能异常造成的子宫异常出血，称为功能失调性子宫出血。

育龄妇女的性腺轴应该处于稳定状态，发生异常的子宫出血多数是器质性病变，如炎症、赘肉、子宫肌瘤、子宫内膜异位等，应及时到医院检查确诊。

另外，根据排卵与否，通常将功能失调性子宫出血分为无排卵型及排卵型两大类，前者最为多见，占80%～90%，主要发生在青春期及围绝经期女性身上，后者多见于生育期女性。青春期功能性子宫出血是由下丘脑–垂体–卵巢轴发育不成熟所致的内分泌混乱和出血异常；围绝经期妇女则是卵巢功能衰退导致功能性子宫出血。

无论是器质性子宫异常出血还是功能失调性子宫出血，当身体出现异常出血时，都应尽快到医院进行妇科检查，确定病因并积极配合治疗。

月经不调会带来哪些后果？

正常的月经周期为25~38天，行经期为3~7天，一个周期内经血量为30~60毫升，经血颜色以鲜红色为主。而月经提前、月经推迟、经期延长、月经量多、月经量少等症状都属于月经不调，并且一般伴有头痛、头晕、脸上长痘痘等情况。

作息不规律、过度饮食等不良生活习惯都容易导致女性月经不调。此外，一些妇科疾病，比如子宫肌瘤、子宫内膜息肉等都是导致女性月经不调的重要原因。

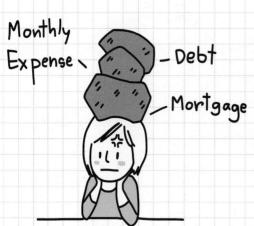

如果女性是因为情绪、压力、生活习惯改变等导致月经不调，出现月经周期或出血量的异常，并且伴有月经前、经期间腹痛及全身不适症状等，都应该及早到医院检查并对症治疗，经过治疗和调理后症状便得到改善，而且不影响正常怀孕和生育。但如果是因器质病变或功能失常导致的月经不调，往往会引发一些妇科疾病，如果治疗不及时，就会导致不孕。所以，如果女性有月经不调的情况，都应重视起来。

乳腺增生可怕吗？该怎么调理？

乳腺增生症是女性最常见的乳房疾病，其发病率位于乳腺疾病的首位，发病率逐年上升，并且有年轻化的趋势。据调查，我国约有70%~80%的女性都有不同程度的乳腺增生，并且多见于25~45岁的女性。

女性月经周期期间，乳腺会在内分泌激素，特别是雌激素或孕激素的作用下，会有增生和复旧的改变，造成肿块和疼痛的出现。如果某些原因引起内分泌激素代谢失衡，雌激素水平持续增高，便出现乳腺组织增生过度和复旧不全，若一段时间后，增生的乳腺组织不能完全消退，就形成乳腺增生症。主要症状包括乳房疼痛、乳房肿块、乳头溢液等。

乳腺增生的病因主要是内分泌失调。另外，不良饮食习惯、生活作息不规律、精神紧张、压力过重等也会诱发或加重乳腺增生。因此，对症的调理方法如下：

1.中医认为乳腺增生症始于肝郁，而后血瘀痰凝成块，宜采用柴胡、白芍、橘叶、丹参等具有疏肝理气、活血化瘀、软坚散结的中药材来调理。

2.饮食宜清淡，均衡摄取营养。蔬菜和水果含有丰富的维生素和矿物质，是很好的保健食品；粗粮含有丰富的纤维素，可以促进肠道蠕动，帮助排毒，还可以降低低密度胆固醇和甘油三酯的浓度，脂肪吸收减少、抑制脂肪合成等都能使激素水平下降，对于乳腺增生治疗有帮助。另外，忌食辛辣刺激性食物与油脂类食，控制饮酒。辛温发散的食物易伤阴耗气，不利于乳腺增生的康复；肥肉等含胆固醇和脂肪丰富的油腻食物也会影响体内脂质代谢，应少吃。

3.学会舒缓生活和工作压力，利用运动等方式消除烦恼，使心情舒畅、心态平和，帮助缓解症状。

日常应学习和掌握乳房自我检查方法，并且积极参加乳腺癌筛查或每年1次乳腺体检。每月1次的乳房自查时间应选择在月经过后或两次月经中间，此时乳房比较松软，无胀痛，容易发现异常，养成这个习惯能及早发现乳房的变化，可积极预防乳腺增生。

子宫肌瘤要做手术吗?

随着物质文化生活水平的提高,人们对健康的关注程度越来越高,子宫肌瘤话题也开始备受女性关注,同时出现了谈"瘤"色变的情况。子宫肌瘤其实是女性生殖器官中最常见的一种良性肿瘤,也是人体中最常见的肿瘤之一,又称为纤维肌瘤、子宫纤维瘤。子宫肌瘤多发生在生育年龄的女性身上,多见于30~50岁女性,患病者可能会有一定的心理焦虑,并且害怕它会带来严重后果。

子宫肌瘤的治疗一般根据患者年龄、生育要求及病情症状综合考虑。药物治疗的手段主要适用于有生育需求和肌瘤症状较轻的女性,而药物治疗无效且病情症状较严重的患者则需要手术治疗,比如长期经量过多以致贫血,严重腹痛、性交痛,肌瘤生长速度太快造成了骨盆中的其他器官受到压迫等。子宫切除术和肌瘤切除术是治疗子宫肌瘤的两种手术方法,这两种类型的切除手术都存在复发的可能性,患者术后应当定期去医院复查,防止有新的肌瘤长出。

芳香疗法对内分泌失调有帮助吗?

部分国家已经将芳香疗法列入了常规医疗手段,而国内对芳香疗法还处在"调理身心、养生保健"的深入了解阶段,但芳香植物的纯净精油确实对机体的内分泌调节起着重要作用,也建议大家尝试一下。

使用芳香精油时,可以运用香薰、按摩、沐浴等方法,其散发出的气味可以刺激人体大脑,缓解大脑紧张,让压力得到释放,改善焦虑、疲倦和疼痛。其次,芳香精油还能调节激素分泌水平、自主神经功能和免疫功能,对机体健康十分有利。与此同时,由于芳香精油的分子极其细小,可以渗透人体皮肤,融入血液后会被吸收,皮肤就能保持活性,也有利于消除炎症。

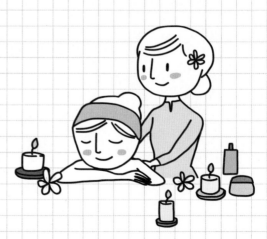

薰衣草、薄荷、茉莉花、甜橙及迷迭香精油都是较为常用的,对人的生理和心理有着良好的调节作用。但每种精油对身体不适症状的调节作用存在差异,有些精油不适用于孕妇,有些精油会造成皮肤过敏。因此,使用时应结合个人体质与需要,最好能向芳疗师或医生咨询。

女性激素越多越好?

大量分泌女性激素并不是一件好事情，比如，大量的雌激素会增加女性罹患乳腺癌、子宫内膜癌的风险，如果此时孕激素的分泌增加便能有效抑制雌激素失控的局面，起到抵制其负面作用的效果。但如果体内孕激素作用过强，也会引起皮脂分泌增加，造成便秘等问题。

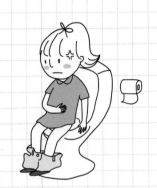

现代女性分泌女性激素的状态表现出雌激素占优势的倾向，因此，不少女性也被不孕不育问题所困扰。另外，身体长期处于不怀孕状态、压力过大或使用错误的减肥方式等都会让黄体素保持低水平，这样就无法改善由雌激素过多引发各种女性疾病的情况。

女性激素停止分泌后会怎样?

前面我们已经强调了女性激素在延续女性的美丽与活力上扮演重要角色，所以，当女性激素因为某些原因停止分泌后身体就会出现多种不适症状。比如，本来受女性激素保护的血管和骨骼就会变得脆弱、身体容易疲劳、出现肩膀酸痛等情况。

"肌肤会失去弹性" "记忆力没有从前好"……女性激素停止分泌后，我们确实要应对不少机体老化问题，如果能够提前对其有较为深入的了解，尤其是守护女性美丽的雌激素，获取其分泌量的变化过程与年龄间的关系信息，并且为分泌变化做好应对计划，这样就能避免手足无措的情况发生。

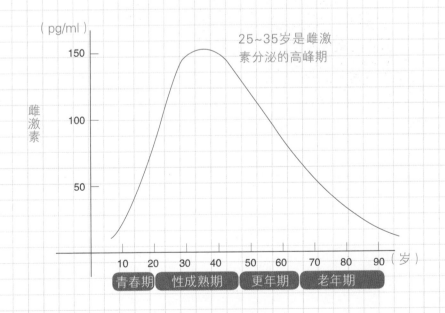

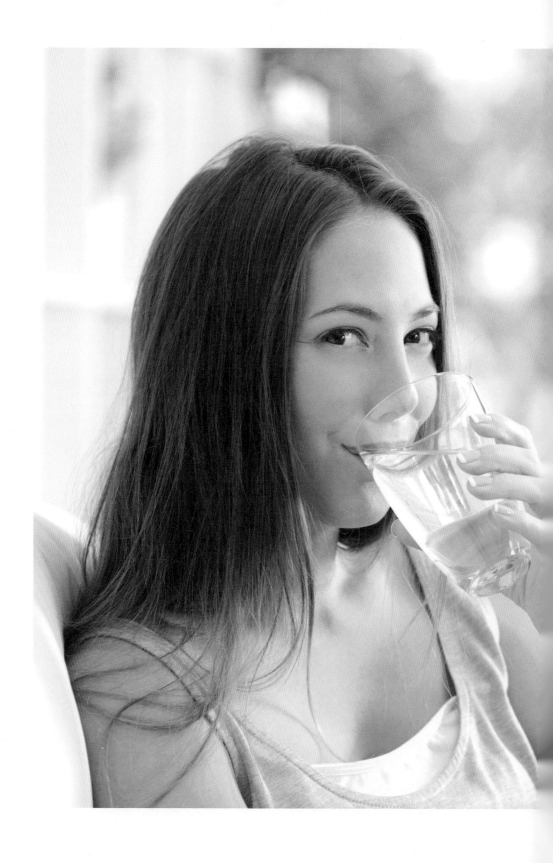

Part

2

[养成调理内分泌的生活习惯，做美丽女人]

激素水平的降低速度与生活习惯密切相关，如果随着年龄的增长激素水平降低导致的身体不适超出了合理范围，那就应该多找找原因，而重新审视自己的生活习惯是其中很重要却常常被忽略的因素。日常重视并养成良好的生活习惯，可以帮助你收获健康、美丽、幸福、好孕与好身材。

（ 生活作息规律 ）

中医理论认为，睡眠中人体的脏腑会执行排毒任务，如果长期睡眠时间无法保障、睡眠质量欠佳，就会导致脏腑运行失序，体内毒素排不出体外，这样日积月累，疾病就找上门来。

◢ 纠正早上爱赖床的习惯

健康的人，早上会因生理上的需求而自然清醒。早上起床困难，意味着自律神经紊乱，同时也说明你晚上的睡眠质量不佳。别将赖床的习惯怪罪到体质上，这仅仅是你的一个不良生活习惯。研究调查发现，每天睡7小时左右的人较为长寿（请谨记这个黄金法则）。经常性睡眠不足6小时，会增加诱发癌症的概率；睡眠超过8小时也会增加患癌风险。早上起床晒晒太阳能够帮助我们重新开启生物钟，并且设定好14~16个小时后人体会犯困，从而进入睡眠状态。正常人体的内分泌及各种脏器的活动有一定的规律，过长的睡眠会扰乱人体的生物钟，使内分泌出现异常。

◢ 熬夜的坏处

晚上需要睡觉不仅仅是人的天性，通过睡眠，大脑和身体都能够得到休息。睡眠是非常有效的获取健康的方法。睡眠，一方面有利于激素分泌，使其助力癌症自愈；另一方面则能有效解压。如果经常性地慢性睡眠不足，会使压力慢慢囤积，可能会引发忧郁症等精神疾病。

小锦囊

有规律的生活： 不良生活作息习惯所带来的危害是无法想象的。想要有规律且健康的生活，可以提前制定好接下来一周的计划，根据天气选好一周的衣服；周末与哪位朋友吃饭；不止是工作上的安排，聚餐、约会的时间地点你都可以提前确定好；饮食重点、运动方案等规划都可以让你的生活步入健康有序的轨道。

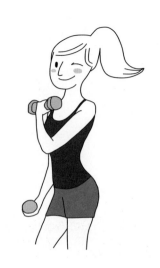

保证优质睡眠

有人说我昨天睡了10小时可是今天还是觉得困，其实高品质的睡眠与睡眠时间并非正相关关系。当身体有充足的熟睡感并且在第二天拥有良好的精力时，才是真正拥有优质睡眠。

女性的睡眠机制与女性激素密切相关，其分泌量的波动会导致失眠或产生睡意帮助进入睡眠，如果卵巢功能衰退导致雌激素分泌减少会加剧失眠。因此，女性比男性更容易发生睡眠障碍，特别是40岁以后的女性，她们更容易患上睡眠障碍。

提升睡眠质量的方法

生物体内具有一种时间构造，我们称它为生物钟。生物钟强调的是生命活动的内在节律，它让你在没有闹铃的早晨也能按时醒来，但一旦生物钟紊乱，人体就处于精神不佳、情绪不稳定、免疫力下降的状态。因此，制定好每天的时间表，调整好生物钟是保证优质睡眠的重要方法。

1.固定时间起床，吃好营养早餐。

2.午睡时间控制在20~30分钟以内，时间太长会影响晚上的睡眠。

3.吃完饭马上洗澡或睡觉都不利于健康，睡前3~4小时吃完晚饭最佳，并避免摄取酒精或含有咖啡因的食品。

4.每天做1~2小时的运动有利于舒展身体，放松身心。

5.睡前2小时远离手机、电脑等电子产品。

6.睡前1~2小时洗个温水澡。

7.睡前1小时将房内灯光调暗一点，可以借助轻松读物或轻柔音乐进入睡眠。

8.每天晚上固定时间睡觉，不要昼夜颠倒。

小锦囊

光线与睡眠质量：电子屏幕发出的光会刺激交感神经，睡前使用，会促使交感神经兴奋，影响睡眠质量。人体对灯光强度非常敏感，睡前尽可能保持房间昏暗，帮助褪黑素的分泌，自然唤醒睡意，使人进入熟睡状态。

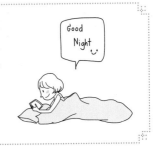

（ 与香烟保持距离 ）

以前，我们身边很少出现吸烟女性的身影，但最近几年女性吸烟人数的比例一直在上升。而且我们能从女性人群中轻易发现谁是吸烟者，她们大多是年轻的群体，却有着与年龄不相符的面容，比如肌肤暗沉、黑斑、皱纹等。

每个人或多或少都了解一些香烟危害人体的信息，但在这里还是要提醒广大的女性同胞，请认清香烟的可怕之处，远离香烟。

提高患病风险

香烟的烟雾中含有超过4000种化学物质，其中至少有250种为有害物质，被确定为致癌物的更是多达60种。这些有害物质不仅损害呼吸系统，还会提高罹患动脉硬化、牙周病、肺癌、胃癌、胰脏癌和子宫颈癌的风险。女性抽烟还会导致不孕、影响胎儿成长等问题，二手烟对家庭成员的危害也是不容忽视的。

丢失美丽容颜

香烟中的化学物质会使血管收缩，阻碍机体的血液循环，维生素C与活性氧的缺失造成肌肤暗沉，黑斑问题也会日益突出。长期抽烟，焦油会沾附在牙齿上，破坏甜美的笑容。此外，香烟会减少女性激素的分泌，机体如果得不到雌激素的浸润，肌肤的弹性与头发的光泽就会被大打折扣。

自律神经失调

吸烟真的可以消除压力吗？其实那是心理的一种错觉。而错觉背后隐藏的是吸烟使交感神经受到刺激而变得兴奋，造成人体长期处于觉醒、兴奋的状态中，导致自律神经的失调，这样身体其实并没有得到真正的放松。

小锦囊

戒烟秘诀：

1.健康零食替代法：准备一些健康零食，例如坚果、水果等，用它们取代抽烟，抵消抽烟的冲动。

2.情绪调节法：放松的方式有很多，如听歌、腹式呼吸、喝水等，如果开始戒烟让你产生了暴躁、倦怠等不良状态时可以采取这些措施。

（ 不沉迷于电脑与手机 ）

电子产品是一把双刃剑，因为它在改变人们生活方式的同时也带来了危害。比如当下人们呈现出过度依赖智能设备的现象，有部分人在吃饭、上厕所、坐车等碎片时间都需要借助智能设备上网浏览、玩游戏、看视频等，由此衍生出"低头族"一词。

沉迷电脑、手机的危害

1.睡前玩手机、用电脑看视频成为了不少人的生活习惯，长时间盯住手机屏幕容易造成眼睛疲劳、干涩，如果再不注意个人卫生，用手揉搓眼睛，那原本附着在电子设备上的细菌会通过手部进入眼睛，严重时会导致细菌感染等疾病。

2."低头族"的通病是长时间低头，这样会压迫颈椎，也会压迫神经，阻碍血液循环，诱发头晕、眼花、颈椎突出等症状。

3.消除疲劳和压力的方式很多，玩手机、玩电脑绝对不是你的最佳选择，相反，它是一件伤害眼睛又耗费脑力的事情，整天与手机形影不离会干扰自律神经，造成内分泌失衡。

4.人体在睡眠时能分泌大量的褪黑素，褪黑素是控制人体内分泌的"总司令"。经常失眠必然导致内分泌失调，并且增加罹患乳腺癌的风险。研究显示，睡前两小时使用手机、平板电脑等电子产品，会抑制褪黑素分泌。

小锦囊

远离电子产品：

1.除了不要经常玩手机外，还要改掉将手机挂在胸前或装在上衣口袋的习惯，手机开机的瞬间或电话接通的前几秒都是辐射最强的时候，此时要尽量拉大手机与身体的距离。

2.除了工作之外，制定好接触电子产品的时间表，做到定时定量，并请家人朋友监督自己。

3.培养其他兴趣爱好来转移注意力，减少使用手机的时间，比如练瑜伽、跳舞、画画等。

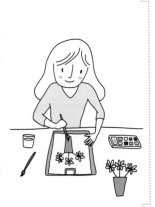

跟紧身衣裤说再见

穿着面料舒适、宽松的衣服对女性健康有好处。特别是生理期或冬季，女性身体体温较低，血液循环不畅，如果此时再穿着紧身衣裤会让血液循环变得更差，身体的不适感就会加大，比如出现痛经、冻疮等。

从紧身衣裤中解放

1.内衣

内衣过紧会给细菌繁殖创造温暖潮湿的环境，特别是采用尼龙和其他合成纤维材质制成的内衣。内衣应选择由舒适面料制作的，背带应当可调节长短，穿着时与自己乳房的高度相适应。调整合适的松紧度，过紧会导致后背和肩膀疼痛，并且对胸口处的肌肉造成压力，还会影响骨骼和乳房的发育。

2.内裤

内裤的通透性和吸湿性较差时不利于会阴部的组织代谢。温暖、潮湿的环境助长滴虫菌、大肠杆菌等细菌繁殖。丁字裤等紧身内裤对臀部、阴部有极强的束缚，不利于身体与外界的空气流通。内裤材质宜为纯绵与丝质，大小则要根据自己的臀围来选择。浅色系内裤所用染料的化学成分较少，有利于女性私密处的健康，并且可以帮助发现白带颜色、出血异常等情况。

3.上衣

塑身衣能让不少女性凸显出身材的曲线，殊不知长时间穿塑身衣会影响血液循环，导致供血不足，引发呼吸困难、头痛、胸闷等问题，而且腹腔内的肾、脾、肝等器官受到压迫，使内脏及神经系统长期处于紧张状态，导致胃肠消化功能降低。另外，经常穿着塑身衣，会使肌肉本身具有的收缩能力就会渐渐"变懒"，肌肉和皮肤可能变松弛。衣服宜购买舒适、透气、排汗性强的，还能避免引起皮肤瘙痒等疾病。

4.裤子

近年来，皮裤因兼具防风和修身功能成为了不少女性的最爱，但是穿皮裤会导致身体局部血液循环不良。紧身牛仔裤也是颇受大众女性喜欢的穿着，但裤子太紧会引起腹部不适、胀气、胃灼热等症状。此外，裤子的透气性差，会引起外阴炎和阴道炎等妇科疾病。

(有温度更有女人味)

不仅是在一些重要的社交场合，在日常生活中我们也能看到不少女性大冬天还穿着小短裙。虽说爱美是女人的天性，时刻保持得体的着装不仅能取悦自己，更是对别人的尊重，日常防寒保暖的工作还是要做到位。

如果长期"要风度不要温度"，身体上的小毛病就来了。身体四肢末梢血液循环不良，再加上调节体温功能失常，就容易引起四肢冰冷。

◤ 冬日保暖

迷你裙、薄裤袜与凉鞋绝对不是冬日的最佳搭配，清凉的着装会影响下半身的血液循环，而发冷是造成女性肩膀酸痛、腰痛、月经失调和失眠的重要原因。随身携带一条长围巾或大披肩，它们在起到装饰作用的同时还能保暖。

◤ 夏日保暖

大部分人能做好冬日的保暖，但夏日的保暖却容易被忽视。空调是夏日解暑的好帮手，但长时间待在空调房也会导致血液循环不畅，在办公室备上一件小外套或一条小毯子，遮盖住与冷气接触的部位，比如肩膀、膝盖等。

小锦囊

尽量不穿高跟鞋： 如果你认为自己的保暖工作已经十分到位了，那不妨看看你的双脚是否穿着高跟鞋。穿高跟鞋时身体重心处于不稳定状态，这种姿势保持得越久，下半身的血液循环就越差，而且穿着漏脚踝的高跟鞋时一般也没有穿袜子，脚部就会受到寒气侵袭。如果因为职业的关系上班时间需要穿高跟鞋，那至少上下班的路上换上平跟鞋或运动鞋，或许会有点麻烦，但好处还是显而易见的。或者是休息日就脱离高跟鞋吧，亦或者每周给自己制定运动鞋专属日。

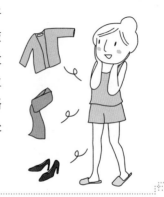

不要被化妆品包围

每个女人都希望自己拥有精致的面容，化妆品不仅能弥补先天的不足，还能遮盖后天的小瑕疵，让人看上去更加美丽。但是化妆品含有不少化学成分，可能使女性内分泌失调。

化妆品使用应适量

化妆品中含有不少化学成分，例如具有美白功效的化妆品往往含有苯、汞等元素，经涂抹后通过皮肤黏膜吸收，会导致女性卵巢功能受损，使女性内分泌失调，并且破坏身体的生理规律。需要注意的是，尽量避免使用含有激素的化妆品，以免对女性内分泌系统造成严重伤害。研究显示，大量接触化妆品会使女性提前进入更年期。此外，在使用的过程中也要注意护肤品的保质期，过期的护肤品会侵害你的皮肤，这就与食物一样，过期的食物会吃坏你的肚子。

化妆品并不是万能的

化妆品只是日常生活中的美肤用品，皮肤病单靠化妆品是不可能治愈的。许多皮肤病与机体器官或代谢直接挂钩，是身体某个部分出现毛病的信号灯。当你以为用化妆品可以遮盖脸部的小瑕疵并放任不管时，其实是忽略了疾病的治疗，比如黄褐斑就是由于内分泌失调等原因造成的，靠化妆品只能在一定程度上遮盖住黄褐斑，但是要治疗还得靠由内而外的调理。

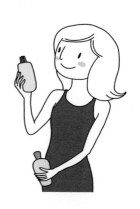

小锦囊

卸妆要到位：如果化妆能让你在白天有一个良好的状态，漂亮且自信，那请记住，晚上要卸好妆，以此最大限度减少化学物质对皮肤的伤害。在脸上涂抹化妆品在一定程度上会阻碍皮肤的正常呼吸，如果皮肤整天都处在化妆品的包围当中，那么皮肤一定会"透不过气"的，长期如此会诱发皮肤病。因此，建议睡觉前卸妆，并在卸妆后用温水将脸部清洗干净，再涂抹适量的晚霜，这样经过一夜的休息，皮肤就能重新焕发生机。

沐浴是美容时间

保暖、保湿、心理疗法是提升女性激素的法宝。泡澡等保湿工作有利于调整自律神经，是使身心放松的有效方法，对于预防肌肤干燥和老化也很有帮助。不要例行公事一般去完成洗澡的工作，如果只是简单冲刷，那就浪费了放松身心的好时光。

泡澡的方法

错误的泡澡方法也会让身体的水分丢失，对肌肤造成不良影响。过热的水会损害肌肤的保护机能，每天以39℃左右的温水放满澡盆进行沐浴效果更佳。泡澡时间不宜过长，控制在15~20分钟即可达到舒适的排汗效果。

为什么选择泡澡而非淋浴

泡澡能让人感受到淋浴无法带来的放松感，而且泡澡时会产生温热、浮力、水压等3种物理作用，有助于强化体温的调节功能。其中，温热效果可促进身体血液循环，加速人体内的有害物质借助汗液排出；浮力效果能使身体变轻，让紧绷的肌肉得到舒展；水压效果可增强心脏功能，促进血液循环，改善虚寒症和水肿。

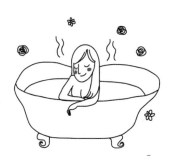

小锦囊

泡澡注意事项：

1.饭后或运动后30分钟以上再洗澡。

2.最佳洗澡时间是睡前1~2小时。如果就寝前洗澡，温热的身体会妨碍入睡，但提前1小时左右的话，因洗澡而升高的体温会慢慢降下来，在身体降温后更容易进入熟睡的状态。

3.泡澡前后喝上1杯水，补充身体水分。

4.浴缸里可以放入具有保湿功效的泡澡剂或自己喜欢的芳香精油，以增强放松的效果。

5.放好洗澡水后不要马上泡进浴缸，先用温水把身体打湿再进去。

6.在泡澡后3~5分钟内给身体涂抹上润肤乳或润肤油等护肤品，做好保湿的工作。

和谐性生活能调节内分泌

规律的性生活有利于平衡女性的内分泌，帮助调稳月经周期，改善雌激素分泌不足的状况。医学研究发现，和谐的性生活能有效降低乳腺增生、子宫肌瘤等妇科疾病的患病风险。日常也应多去了解与性生活相关的保健知识。

性生活卫生很重要

规律的性生活有利于调理女性内分泌紊乱，但不良卫生习惯很有可能会导致一些致病菌进入到人的身体，进入到人的生殖系统，最终引发生殖系统的病变。而且还可能会直接影响到生育，甚至影响到后代。

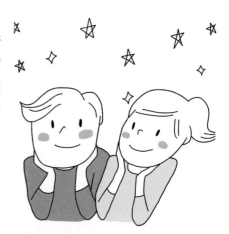

因此，在性生活之前，男女双方都应认真洗个澡，不仅要冲洗掉身上的灰尘、汗液，还要清洗外生殖器，避免男性阴茎上或女性阴道口的污物被带入阴道内，对身体健康造成危害。男性要注意清洗阴茎和阴囊的表面，将包皮向阴茎根部牵引，完全暴露龟头后加以清洗。女性要清洗大小阴唇间、阴道前庭部。性生活后不要倒头就睡，也要将外生殖器清洗一次，避免一些致病菌停留在身上，危及健康。

什么时候不宜过性生活

1.经期：此时女性身体抵抗力下降，细菌容易入侵阴道，易引发阴道炎、宫颈炎等疾病，也会使经血量增多，经期延长。

2.生病时：此时女性的精力与体力下降，过性生活不利于疾病的康复；如果患有生殖系统传染疾病应在病情康复后再过性生活，否则疾病会传染给对方。

3.疲劳与心情低落时：此时过性生活容易产生反感，加重疲劳等不适，导致性冷淡。

小锦囊

性生活的最佳频率：性生活不宜过度，应根据双方具体情况适当调节。一般来说，20~30岁的夫妻，一星期3~5次；31~40岁的夫妻，一星期2~3次；41~50岁的夫妻，一星期1~2次；51~55岁的夫妻，两周1~2次。随着双方年龄的增长，性交次数可逐渐减少。

(注意膳食平衡)

近年来，由于人们生活水平的提升，营养缺乏或营养不良问题导致的患病率明显下降，但营养过剩和营养失衡的情况却有明显的上升趋势。暴饮暴食以及不良的偏食习惯导致的心血管疾病、癌症等都严重影响人们的生活。

食物的确能给身体补充营养，合理的营养能促进机体的正常生理活动，改善机体的健康状况，从而增强机体的抗病能力，提高免疫力。有益的平衡膳食讲究营养素的种类齐全、数量合理，均衡饮食不仅有助于女性全面均衡地摄取营养，而且有利于守护女性内分泌的稳定，是强身健体的致胜法典。

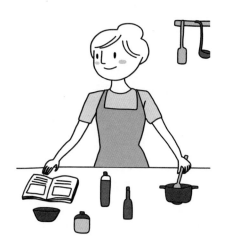

《中国居民膳食指南（2016）》针对2岁以上的所有健康人群提出6条核心推荐，分别为：食物多样，谷类为主；吃动平衡，健康体重；多吃蔬果、奶类、大豆；适量吃鱼、禽、蛋、瘦肉；少盐少油，控糖限酒；杜绝浪费，兴新食尚。

每天的饮食要讲究

1.每天的膳食应包括谷薯类、蔬菜水果类、畜禽鱼蛋奶类、大豆坚果类等食物。平均每天摄入 12 种以上食物，每周 25 种以上。每天摄入谷薯类食物250~400 克，其中全谷物和杂豆类 50~150 克，薯类 50~100 克。

2.餐餐有蔬菜，保证每天摄入 300~500 克蔬菜，深色蔬菜应占 1/2。

3.天天吃水果，保证每天摄入 200~350 克新鲜水果，果汁不能代替鲜果。

4.吃各种各样的奶制品，相当于每天液态奶 300 毫升。

5.每周吃鱼 280~525 克，畜禽肉 280~525 克，蛋类 280~350 克，平均每天摄入总量 120~200 克。

6.成人每天摄入食盐不超过 6 克，每天烹调油 25~30 克。控制添加糖的摄入量，成人每天摄入不超过 50 克，最好控制在 25 克以下。

告别垃圾食品

健康并不是招个手就主动来到你身边的，如果长期与垃圾食品为伍，人体自身的健康壁垒就会被敲破，后果是不堪设想的。所以，学会合理安排每天的用餐，了解会对身体造成伤害的食物，且减少外食才是明智之举。

反式脂肪酸

反式脂肪酸是一类对健康不利的不饱和脂肪酸，许多流行病学调查或者动物实验研究报告显示，反式脂肪酸会对心血管健康造成影响。反式脂肪酸被大量使用在各类食品中，如果饮食中不多加注意的话，极有可能会摄入过量。所以，无论是购买的时候还是食用前，请仔细看清包装上的成分表，有一些可能会直接标明反式脂肪酸的含量，有一些没有标明的，此时再看看有没有氢化植物油、精炼菜籽油、酥油、人造奶油、代可可脂、植脂末等成分，这些成分中都含有反式脂肪酸。

卫生部颁布的《食品营养标签管理规范》中提到，食品中反式脂肪酸的含量≤0.3g/100g时，可标示为0。这就是有些食品配料表里明明有植脂末、氢化油，但是标签中标注反式脂肪酸为0的原因。今后买食品时应仔细看清成分表，标注反式脂肪酸为0的食物不一定就不含有反式脂肪酸。薄脆饼干、焙烤食品、谷类食品、面包、炸薯条、炸鱼、洋葱圈等均含有反式脂肪酸，常吃这类食物的女性就要注意了。

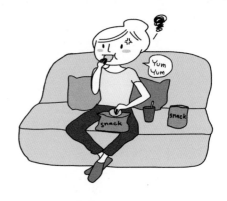

加工类食品

食品添加剂是为改善食品色、香、味等品质，以及为防腐和加工工艺的需要而加入食品中的人工合成或者天然物质。加工类食品中常常含有防腐剂、色素、增稠剂、甜味剂等食品添加剂，过量摄入会增加人体肝脏负担，使肝脏解毒功能减退，如果出现毒素长时间堆积在体内的情况，激素也会无法正常循环和分泌。

便利店售卖的盒饭、简便餐食中多半含有防腐剂。香肠、火腿、方便面、果冻、罐头食品等都是常见的加工类食品。此外，使用PVC塑胶容器、铝罐包装的加工食品会使女性体内的双酚A含量高于正常水平，这样女性的内分泌系统会受到干扰，容易导致肥胖、子宫内膜增生等疾病。

(多喝水，少喝刺激性饮料)

人体的许多生理活动都离不开水，如消化、吸收、分泌和排泄等。水不仅是体内营养和代谢产物的溶剂，同时在维持人体的内环境稳定，参与体温的调节，润滑器官、关节及肌肉上扮演着重要的角色。

每天饮水量

如果一杯水为 250 毫升左右，那每天饮用 8 杯水就基本能保障体内水量的动态平衡。当然，一个人每天的饮水量，应视气候、温度、身体状况和工作条件而作具体的调整。若摄入食盐过多、天气酷热或出现发烧症状时，人体对水的需求量也会提高。一般情况下，家中的自来水经煮沸后即可饮用，不仅取用方便、价格便宜，还含有人体所需的多种营养物质。

减少刺激性饮料

咖啡：随着中西方饮食文化的碰撞融合，喝咖啡也成为了不少女性的一种习惯。咖啡的确可以消除疲劳、促进代谢机能，合理饮用能使人具有更佳的体质与精神面貌。但咖啡中含有大量的咖啡因，咖啡因具有振奋精神的作用，如果你有失眠的症状并且晚上有喝咖啡的习惯，请尽快改掉，因为这样只会导致睡眠质量继续下降。另外，不单是咖啡，红茶和绿茶中同样含有咖啡因，所以也要注意。睡眠质量不佳会使自律神经失调，从而影响到内分泌平衡。

冰冷饮料：喝冰冷饮料是夏天的重头戏，大口下去感觉整个人都神清气爽。然而这只是你的错觉，当人喝下大量冰冷饮料，肠胃道血管遇冷就会立即收缩，血液循环不畅会造成肠胃功能失调，甚至会引发胃痉挛、胃炎、胃痛等病症。此外，过度喝冰冷饮料还会影响生殖系统的发育和生理功能，造成月经紊乱、痛经等。

小锦囊	**主动喝水身体棒**：日常应养成主动喝水的习惯，如果等到口渴的时候再补充水分，其实身体已经处在缺水状态，长期如此不利健康。另外，不要喝冰水，冰水会让身体变冷，不利于血液循环，常温水或白开水都是不错的选择。

(教你科学排毒)

排毒不仅与减肥瘦身有密切的联系，还能促进血液净化、美容养颜、改善体质、预防疾病等。合理膳食，管住嘴巴，健康其实是件简单的事。

用五色滋养五脏		
食物类别	主要营养功效	代表食材
绿色食物	此类食物能养护肝脏，其维生素、矿物质含量都非常突出，如维生素 C、类胡萝卜素和铁、硒等，还富含膳食纤维，有助排毒瘦身、清热、降脂	西蓝花、油菜、茼蒿、黄瓜、丝瓜、芹菜等
红色食物	此类食物补益心脏，其富含的番茄红素具有强抗氧化的能力，可以帮助人体清除自由基，提升机体免疫力，保护心脑血管，抗血管老化，有助于防癌抗癌	番茄、红辣椒、红菜苔、红豆、山楂、草莓等
黄色食物	此类食物益脾胃，其富含的 β–胡萝卜素，可以在人体内转化成维生素A，能保护眼睛，改善夜盲症，还能促进排毒，延缓衰老	胡萝卜、南瓜、黄辣椒、黄豆、韭黄、玉米等
白色食物	此类食物滋阴润肺，其富含膳食纤维以及钾、镁等微量元素，具有提高免疫力、安定情绪、促进肠蠕动的作用	莲藕、菜花、大白菜、白萝卜、牛奶、冬瓜、山药等
黑色食物（包括紫色食物）	此类食物可补肾，其富含花青素，具有强有力的抗氧化作用，能预防心脑血管疾病，提高机体的免疫力，有效抗衰老	黑豆、黑米、黑芝麻、黑木耳、紫甘蓝、紫色洋葱、紫茄子等

建议少吃的食物		
食物类别	所含有害物质	代表食材
腌渍食物	腌渍过程中会产生致癌物质亚硝胺，会导致鼻咽癌等疾病；高浓度的盐分会损害胃肠道黏膜，提高胃肠炎症和溃疡的发病率	咸菜、咸鱼、腊肉等
油炸食物	食物在高温下油炸分解产生的丙烯酰胺能诱发多种良性或恶性肿瘤，经常食用会增加患癌风险	炸鸡、炸薯条、炸鸡翅、油条等
烧烤食物	烧烤过程中会产生强致癌物苯并芘，经常食用毒素会在体内蓄积并诱发胃癌、肠癌等多种恶性肿瘤	烤鸡翅、烤鸭、烤羊肉串等

（ 不要胡乱减肥 ）

现代人对身材的审美已经形成了"以瘦为美"的评判标准，不少女性将"减肥"视为终身奋斗目标。在这些标准面前要擦亮眼睛，一味强调苗条并不科学，真正的美应该是一种身心健康的状态。错误的减重方法会让人掉进体重反弹的恶性循环中。

■ 不要盲目追求"瘦"的信条

胆固醇是形成细胞膜和激素的一种脂肪，人体会自动将必须的胆固醇输送到全身，所以，如果不合理的减重会导致体内脂肪含量过少，这样女性激素也会随之减少，女性的魅力就会做减法。短期内的体重骤降，还会对卵巢功能造成不良影响。另外，体重过轻会使骨骼负重能力下降，提升了骨骼密度降低的风险。

■ 减重方式需谨慎

减肥药： 市面上有各式各样的减肥产品，但每个人的体质与肥胖的成因是不同的，胡乱服用减肥药可能会对身体产生副作用，损害脏腑功能。不少产品强调清肠排毒、消除水肿，但其通过排便、利尿的方式会减慢阴虚寒湿体质女性的新陈代谢，使白带变多、痛经加剧、手脚冰冷等妇科疾病的症状变严重。

抽脂或溶脂： 脂肪囤积在臀部、大腿和小腿等会让人体的下半身看起来笨重臃肿，抽脂、溶脂的减脂方式只能暂时消除脂肪，如果下半身血液循环没有得到彻底改善，赘肉还是会回来的。所以建议避免采取激烈的瘦身方式。

节食： 节食导致的营养不良，使机体器官、组织运转缺乏动力，并且影响人的精神状态，记忆力下降、注意力不集中等都会打乱生活节奏。如果没养成良好的饮食习惯和生活方式，体重就不能长久维持。

小锦囊	认识健康体重指标：一是理想体重，其计算公式为理想体重（千克）=身高（厘米）-105，若测量结果显示大于理想体重 10% 则为超重，若大于 20% 则为肥胖。二是体重指数（BMI），其计算公式为 BMI= 体重（千克）÷ 身高（米）的平方，世界卫生组织（WHO）认为，BMI在 18.5~24.99 为正常。

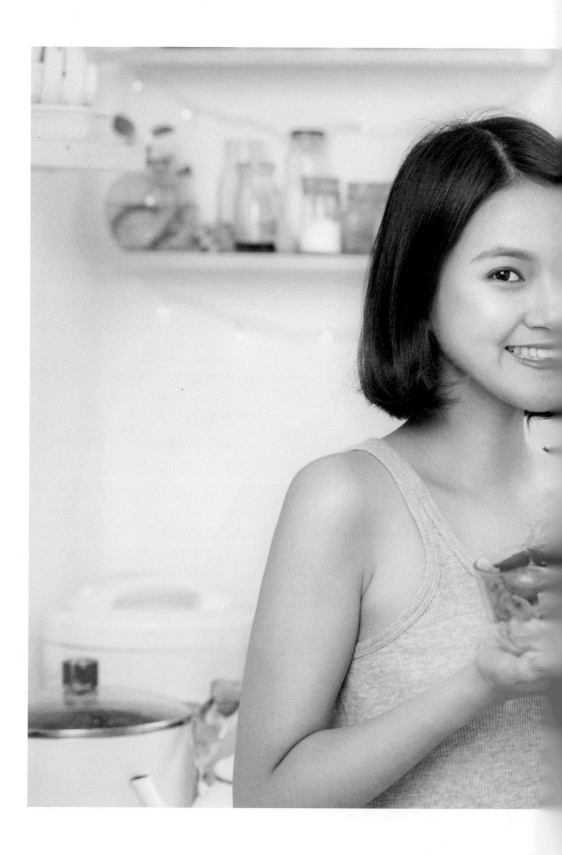

Part

3

[赶走内分泌代谢病，做健康女人]

清楚了解女性激素和自身状况之后，一些身心易出现的症状和解决方法也会逐渐明朗起来。疾病总有不请自来的时候，其实了解病因、病症及调理方法等小知识就能够减少烦恼，尤其是营养饮食能带您走向健康舒适的生活。

脸色暗黄，可能是内分泌失调惹的祸

病因与病症

病因：血液循环不畅不但会使得脸色看起来不好，也会使得新陈代谢更滞缓，肌肤更加暗沉。生活习惯的不规律对肌肤的损害很大，慢性疲劳的积累、睡眠不足、压力、身体发冷和吸烟等都是脸色暗黄形成的原因。

病症：即便化妆，肌肤也很暗沉。

贴心呵护建议

饮食方案

⊙多吃一些能够补气血的食物。女性气血充足才能够驱赶暗黄的肤色，拥有红润的好脸色，牛肉、乌鸡、鸡蛋、红枣、桂圆等食物补气血效果很好。

⊙多吃一些新鲜蔬果。新鲜蔬果富含维生素C，能够促进皮肤代谢，消除色素沉着，使皮肤变得白嫩细腻，对内分泌紊乱引起的面色暗黄较为有效。

⊙饮食中缺铁少锌会加重脸色暗黄的程度，使得面容萎靡。猪肉、牛肉、羊肉等红肉富含铁和锌，建议每天吃50~75克，剁成泥做馅或者丸子食用能够更好地吸收红肉中的铁和锌。

⊙当女性脾胃功能失调时，造血功能就会受到影响，脸色就易变得暗黄。吃些南瓜、山药、鹌鹑蛋等健脾胃的食物，可以提高造血功能，让皮肤恢复血色，改善脸色发黄。

生活习惯

●配合有维生素C诱导体的化妆品

把具有美肌效果的维生素C升级成为维生素C诱导体，能够更快地渗透皮肤，对色斑、暗黄、细纹有最佳效果。

运动调理

◆跳出好脸色

跳舞是一项比较具有美感的运动，十分适合女性。跳舞可以舒缓压力，防止血管收缩，让皮肤健康红润。跳舞还会使身体以及肌肤的循环代谢加快，有利于体内废物的排出，能够赶走肌肤暗黄，给女性红润的好脸色。每天跳舞半个小时，好脸色自然来。

◆做瑜伽调气血，远离"黄脸婆"

气血充盈则面色红润、神采奕奕，气血不足则肤色失去红润、晦暗无光。瑜伽是调理气血效果十分好的运动，女性经常练习瑜伽，能够达到调理气血、美容养颜的效果。因为畅通的气血可将新鲜的血液导向面部，促进血液对皮肤的滋养，能够起到祛黄、提亮肤色的作用。

按摩阳陵泉穴

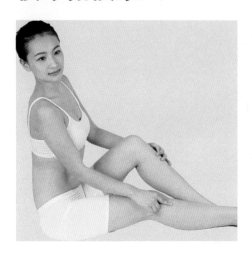 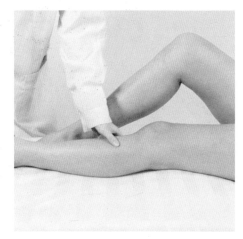

[**取穴**] 在小腿外侧，膝关节下方的外侧有一个高点（腓骨小头），阳陵泉穴就在高点的前下方约一寸左右的一个凹陷处。

[**方法**] 用拇指指腹分别按揉左右腿上的阳陵泉穴，每次按揉 5 分钟。每天可按摩 2~3 次。

[**功效**] 能通经活络、平衡内分泌，促进新陈代谢，使得女性气血畅通，肤色红润不发黄。

小贴士

不熬夜是最有效的美白祛黄方法

不想成为"黄脸婆"，就应该早睡早起，不熬夜。由于晚上十点到凌晨三点，是皮肤新陈代谢最旺盛的时候，若没有处于睡眠状态，就会抑制皮肤的"吐故纳新"，造成皮肤中的毒素长期不能有效排出，导致肤色晦暗发黄。同时，睡眠时释放出的激素能够让皮肤细胞复制加速，使脸色红润有光泽。

西蓝花炒牛肉

【材料】西蓝花200克，牛肉250克，酱油2毫升，料酒4毫升，橄榄油3毫升，盐适量

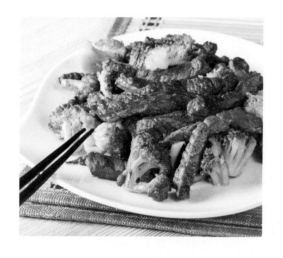

【做法】

1.洗净的西蓝花掰小块，放入开水锅中过熟，捞起备用。

2.牛肉切条，用酱油、料酒腌制10分钟。

3.热锅放油，放入牛肉，翻炒均匀，再放入西蓝花，撒点盐调味，炒至熟软，装碗即可。

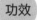
功效　牛肉中富含锌和铁，能使身体气血充盈，脸色红润。

彩椒鸡蛋燕麦粥

【材料】红彩椒80克，绿彩椒50克，鸡蛋1个，燕麦50克，核桃10克，葱花5克，混合香料3克，橄榄油5毫升

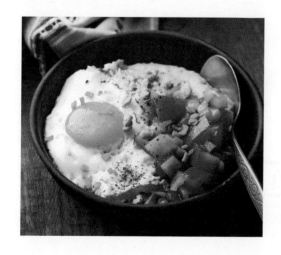

【做法】

1.洗净的红、绿彩椒去籽，切成丁。

2.锅中注入橄榄油，将鸡蛋打入，煎成荷包蛋，盛出；再倒入红、绿彩椒，炒至熟软，盛出。

3.另取锅，倒入燕麦，注入清水，煮至熟软，装入碗中；再放上煮好的荷包蛋、彩椒、核桃，撒上混合香料、葱花即可。

功效　食材营养、丰富，对于改善肤色有帮助。

南瓜蔬菜炖芹菜

【材料】南瓜150克，芹菜50克，胡萝卜30克，菠菜10克，香菜碎10克，熟米饭50克，盐2克，橄榄油2毫升

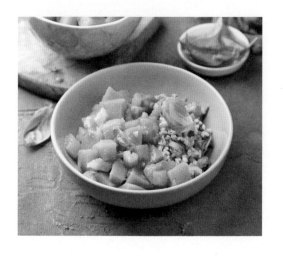

【做法】

1.洗净的南瓜切成块，洗净的芹菜切成丁，洗净去皮的胡萝卜切成丝。

2.锅中放入胡萝卜炒熟，放入米饭、香菜碎，拌匀，盛出放入碗中。

3.锅中注油烧开，放入南瓜、芹菜，加入清水，炖至熟软，放盐调味，盛到米饭中，点缀上菠菜叶即可。

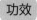 功效　益气活血、养颜美容，使皮肤变得有弹性且有光泽。

山药芹菜沙拉

【材料】山药50克，芹菜100克，黑木耳100克，彩椒20克，胡萝卜20克，白醋、橄榄油、盐各少许

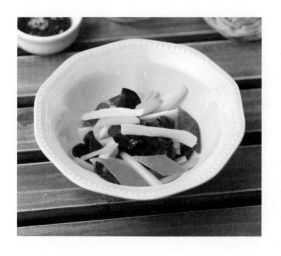

【做法】

1.山药洗净，削皮，切菱形片，焯水断生；胡萝卜洗净，削皮，切菱形片，焯水断生。

2.黑木耳洗净，焯水至熟；彩椒洗净切成菱形片。

3.芹菜洗净切段，焯熟备用。

4.将上述食材均装盘，放入橄榄油、白醋和盐，拌匀即可。

功效　清爽的沙拉有助于排毒，促进皮肤排泄。

色斑来袭，决不可置之不理

病因与病症

病因：为了保护肌肤免受紫外线伤害，形成色素的细胞会产出黑色素，并且随着年龄增长会在肌肤上沉淀，变成色斑，我们可以将它理解为黑色素沉淀。激素水平紊乱且压力过大也会使色斑越来越深。

病症：近期长色斑或原来很淡的色斑变深了。

贴心呵护建议

饮食方案

⊙多吃一些富含维生素 C 的新鲜蔬果。维生素 C 不仅能抑制色斑的形成，而且可使颜色比较深的色斑逐渐还原到浅色甚至消失。菠菜、西蓝花、番茄、猕猴桃、橙子等果蔬维生素 C 的含量比较丰富。

⊙食用芹菜、香菜、胡萝卜等含高感光物质的蔬菜之后，不适宜在强光下活动，以避免面部黑色素沉着。

⊙少吃或不吃炸薯条、方便面、香肠等食品，这些食品会在体内沉积下很多毒素，易引起内分泌紊乱，使得面部暗沉并且长出色斑。

生活习惯

●预防紫外线不能忽视

你是不是认为只需要在夏天防紫外线就可以了？紫外线即便在冬季、阴天都对肌肤造成伤害。

涂防晒霜、戴墨镜等，做好实际的防护工作。在紫外线强烈的 10~14 时，尽可能让自己待在室内，做好彻底的防紫外线措施，保护肌肤。

运动调理

◆养肝小动作能助淡斑

中医认为，色斑的产生是由于肝郁气滞、气滞血瘀引起气血运行不畅导致的。时常做一些养肝护肝的小动作，能够疏肝理气，使得气血畅通，有利于淡化色斑。最简单的养肝小动作就是伸懒腰，可经常做一做，清晨或者餐后伸懒腰养肝效果最好。

◆ 运动到流汗

出汗是很好的排毒过程，运动到出汗可让身体的毒素随着汗水排出来，当汗腺打开，积聚皮肤下的毒素就得到有效排泄，困扰女性的色斑、皮肤干燥、面色无华等皮肤问题就会得到缓解。能够促进排汗的运动很多，比如慢跑、爬山等有氧运动。

医学保健
按摩血海穴

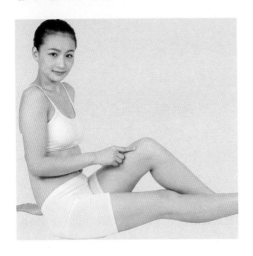 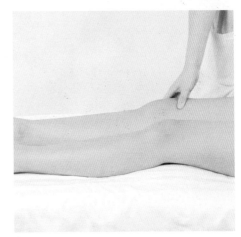

[取穴] 取坐姿，屈膝，在膝盖内侧凹陷处的上方有块隆起的肌肉，肌肉的顶端即为血海穴。

[方法] 用大拇指的指腹分别按揉左腿和右腿上的血海穴，各按揉2~3分钟，按揉至出现酸胀感为宜。每天按揉2~3次。

[功效] 能够调理女性内分泌、活血化瘀，改善脸部皮肤的代谢，有利于淡化色斑。

小贴士

过度美白容易长色斑

过度美白会影响女性皮肤的健康，让肌肤变薄，角质脱离，使得皮肤对光比较敏感，一遇到阳光就会起红疹、长色斑，或者使得色斑更加严重。护肤时只用美白产品、长期注射美白针、每日敷美白面膜的做法都属于过度美白。爱美的女性美白也需要有度，切忌不要一味追求"白"而失去肌肤的健康美。

番茄菠菜

【材料】番茄250克，菠菜100克，奶酪40克，黑胡椒碎3克

【做法】

1.洗净的番茄去蒂，切成块。

2.择取菠菜叶子洗净，备用。

3.将番茄和菠菜叶子装碗，挤入奶酪，撒上黑胡椒碎，食用时将食材搅拌均匀即可。

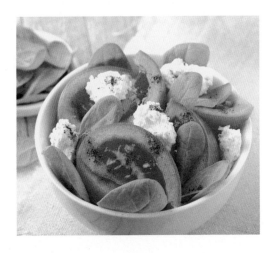

功效　　减少黑色素，让皮肤变得更加白嫩。

 # 西蓝花浓汤

【材料】西蓝花100克，洋葱碎40克，淡奶油适量，黑胡椒粉6克，盐、黄油各适量

【做法】

1.西蓝花洗净后切碎。

2.取锅小火烧热黄油，倒入洋葱碎、西兰花炒匀，以1：2的比例加入淡奶油和水，煮约10分钟至原料熟透，撒入盐和黑胡椒粉调味。

3.稍晾凉后倒入料理机中打成浓汤即可。

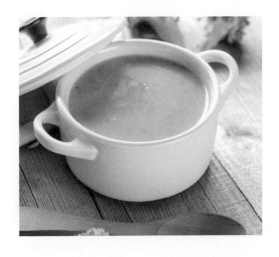

功效　　可排毒养颜，对黑斑、暗斑和雀斑有一定的淡化效果。

猕猴桃鲜藕汤

【材料】猕猴桃40克，莲藕100克，姜片少许，料酒4毫升，食用油、冰糖各适量

【做法】

1.猕猴桃去皮，切丁；洗净去皮的莲藕切丁。

2.热锅注油烧热，放入姜片，爆香；淋入料酒，注入水烧开，倒入猕猴桃、莲藕、冰糖，盖上锅盖，煮2分钟至入味。

3.掀开锅盖，搅拌片刻后盛出即可。

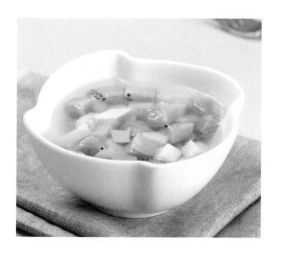

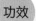

功效 可让皮肤嫩滑、有光泽，具有极好的淡化面部色斑的效果。

 # 橙子西葫芦汁

【材料】橙子2个，西葫芦100克

【做法】

1.橙子去皮，切成块；洗净的西葫芦去蒂，切成块。

2.锅中注入适量清水烧开，放入西葫芦，焯至熟软，捞出，过凉水。

3.备好榨汁机，倒入橙子、西葫芦，搅拌至细滑，倒入杯中即可。

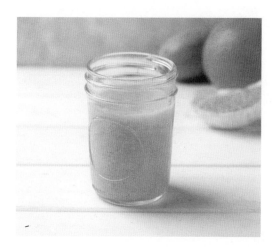

功效 可让肌肤真正细腻、白净、有弹性。

黑眼圈，身体健康亮红灯

病因与病症

病因:眼周皮肤偏薄，当眼周的血液循环恶化时，因堵塞发黑的血液就会透过薄薄的皮肤显现出来。疲劳、睡眠不足、过度使用电脑是导致血液不畅的元凶。另外，画在眼部的彩妆以及卸妆等都会刺激敏感的眼周皮肤，促进黑色素增生。

病症:只要累一点，就会出现黑眼圈，即便化妆还是显得暗沉。

贴心呵护建议

饮食方案

⊙吃一些抗氧化的食物，这类食物能够减少体内自由基的形成，抑制黑色素的合成，化解沉积晦暗，击退黑眼圈。常见的抗氧化食物有绿茶、蓝莓、西蓝花、洋葱等。

⊙吃一些含铁的食物。铁能够增加体内血红蛋白的合成，改善血液循环，有助于消除黑眼圈。鸭血、鸡肝、猪肝、瘦肉等含铁量丰富。

⊙补充蛋白质。蛋白质能够促进皮肤细胞的更新和再生，对缓解黑眼圈有一定的功效，鱼、禽、蛋、海产品、大豆、牛奶等含有丰富的蛋白质。

生活习惯

●用充足的睡眠消除疲劳

消除黑眼圈的最好方法就是利用充足睡眠和休养消除疲劳，促进血液循环。

睡前若感觉眼部疲劳，建议热敷眼部，试一试把温热的毛巾盖在眼部，既有放松的效果，也能促进眼部周围的血液循环。另外，温热的毛巾放在颈部，能够促进血液循环，帮助舒适入睡。

运动调理

◆消除黑眼圈需要多运动

女性朋友们不要一有时间就呆在家里，应该到户外多做一些有氧运动，这样能够促进血液循环，可起到淡化或消除黑眼圈的功效。此外，身体内的毒素不能够及时排除时易导致黑眼圈的出现，而多做有氧运动能够促进身体排毒，对消除黑眼圈有一定的帮助。

◆扭腰能够消除黑眼圈

《黄帝内经》中认为:"黑属肾""肾色黑"。中医认为，女性出现黑眼圈是肾虚的表现。且腰是肾之府，经常做一下扭腰的运动，能够增强肾脏功能，调理肾虚。动作比较简单:取站姿，双手叉腰，扭着腰向前走5步，然后转身再扭腰走5步，重复3次。

按摩睛明穴

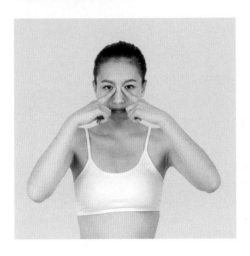 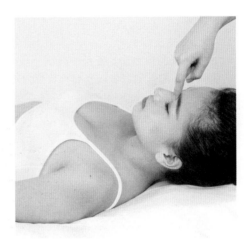

[**取穴**] 睛明穴位于在面部，目内眦角稍上方凹陷处。

[**方法**] 用食指指腹以画圈的方式按压，每次 2 分钟。眼部疲劳的时候建议每日适当按摩睛明穴。

[**功效**] 通过眼部按摩来消除眼部疲劳，促进血液循环，减轻眼部压力，并能消除黑眼圈。另外，还可提神醒脑，舒缓颈肩部位的僵硬。

小贴士

睡姿对黑眼圈的影响

　　已经有黑眼圈症状的女性若不注意睡眠姿势，就会加重黑眼圈。最好采取仰睡的睡姿，仰睡能够让面部的血液流通顺畅，防止气血淤滞，有助于减轻或者缓解黑眼圈。此外，睡觉时枕柔软一些的枕头也有利于血液畅行，可以预防黑眼圈的出现。

蓝莓坚果酸奶

【材料】酸奶120毫升，杏仁30克，腰果30克，榛子30克，蓝莓20克

【做法】

1.取一个杯子，倒入酸奶。

2.再加入杏仁、腰果、榛子、蓝莓，搅拌均匀即可。

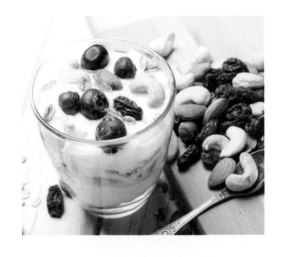

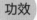

功效 促进皮肤细胞的新陈代谢，防止黑色素沉淀，还可补血安神。

 # 杏仁牛奶

【材料】杏仁30克，牛奶150毫升

【做法】

1.去壳的杏仁用水煮沸后再小火煮熟，冷却后去皮。

2.用食物料理机将煮熟的杏仁打碎成细小的颗粒。

3.将杏仁碎颗粒和牛奶倒入锅中煮沸，再倒入杯中即可。

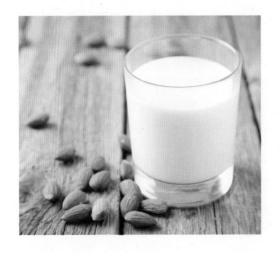

功效 促进眼部上皮组织的正常运作，有效淡化眼部黑眼圈。

鸡蛋焗西蓝花

【材料】西蓝花300克，鸡蛋2个，蒜末20克，奶油10克，牛奶15毫升，橄榄油3毫升，盐适量

【做法】

1.将西蓝花拆成小朵，洗净，焯水备用；鸡蛋打入碗中。

2.将西蓝花盛入烤盘，放入奶油、蒜末、牛奶、盐和橄榄油，拌匀，淋上鸡蛋液。

3.烤箱预热好，放入烤盘，用180℃的温度烤15分钟即可。

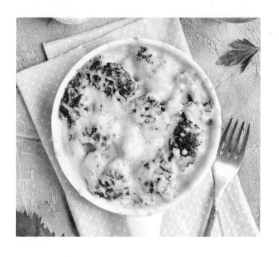

功效　促进身体内细胞的再生，有效缓解黑眼圈。

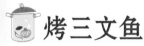

烤三文鱼

【材料】三文鱼250克，生菜50克，樱桃萝卜40克，柠檬片8克，欧芹10克，胡椒粒6克，盐、橄榄油各适量

【做法】

1.三文鱼洗净用厨房纸擦干，两面撒上盐。锡纸铺平倒入橄榄油抹匀，放上三文鱼，撒上胡椒粒，包好锡纸。

2.烤箱预热好，放入三文鱼，用180℃的温度烤15分钟（根据鱼的厚度自行调节）。

3.取出后将三文鱼装盘，搭配生菜、樱桃萝卜、柠檬片、欧芹食用。

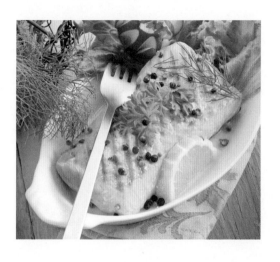

功效　抑制黑色素沉淀，缓解黑眼圈与色斑。

如何应对痤疮带来的困扰

病因与病症

病因：月经前，下巴和嘴巴周围易长痤疮。这是由于女性激素中的孕酮分泌增多的原因。孕酮会使得皮脂的分泌增多，同时也会加重肌肤的干燥和过敏。另外，身体发冷引起的血液循环不畅，或肠胃功能疲弱时，也很易长痤疮。

病症：月经前鼻子、嘴唇周围易长痤疮，脸颊和额头上长痘。

贴心呵护建议

饮食方案

⊙宜吃一些含锌量高的食物，例如牡蛎、海鱼、牛肉、花生等，因为长痤疮的女性体内往往缺锌，锌可抑制诱发痤疮的致病性细菌的滋生。

⊙多吃新鲜蔬果，新鲜蔬果富含的维生素 C 能够有效修复被痤疮损伤的皮肤组织。

⊙多吃含维生素 A 的食物，维生素 A 能够有效减少痤疮的形成，减少发炎性痘痘的数量。富含维生素 A 的食物有鸡肝、鸡蛋、牛奶、鱼肉等。

⊙吃一些富含维生素 B_2 的食物，维生素 B_2 有平复痤疮的功效。维生素 B_2 含量丰富的食物有猪肝、牛奶、鸡蛋、豆类以及绿叶蔬菜。

⊙饮食应该清淡，少吃辛辣或者过于油腻的食物。这些食物易引起便秘，导致毒素堆积而引起痤疮、内分泌失调。

生活习惯

●早睡，保证充足的睡眠时间

人体进入睡眠时，会分泌多种生长激素。尽量晚上 10 点左右躺进被窝，保证充足的睡眠时间。痘痘和小疙瘩严重的，首先应考虑保证良好睡眠。

●用半身浴来促进血液循环

用半身浴促进血液循环，加入喜欢的芳香精油效果会更好。

运动调理

◆运动能够抑制痤疮生长

运动可减少女性体内脱氢异雄酮和二氢睾酮等雄激素的分泌，进而抑制痤疮的生长。另外，运动能够促进面部皮肤的血液循环，可以起到疏通毛囊皮脂腺的作用，这对治疗痤疮起到很大的帮助。

◆释放压力的运动比较适合

减少压力、舒解压力，可改善或者消除痤疮。运动是释放压力、防治痤疮的很好方式。一般来说，有氧运动能够使人全身得到放松，想通过运动缓解压力，可参加一些缓和的、运动量小的运动，例如散步、健美操、跳绳、游泳、打乒乓球等。

医学保健

按摩曲池穴

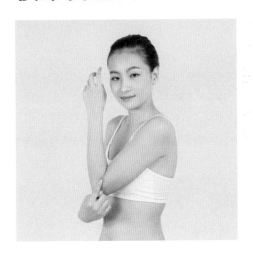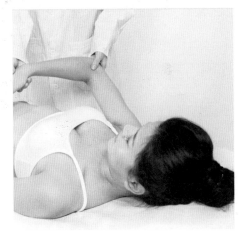

[**取穴**] 前臂弯曲，肘横纹上缘最高点处，手指按压有酸麻感处就是曲池穴。

[**方法**] 用拇指的指腹按揉右臂曲池穴 5~10 分钟，让刺激充分达到肌肉组织的深层，产生酸、麻、胀、痛、热等感觉，再用相同方法按揉左臂上的曲池穴，每日按摩 1 次。

[**功效**] 可以抑制雄激素分泌，并且能够宣通肺气、清热润燥，改善肌肤出油长痘。

小贴士

从长痘的位置看一看健康

鼻子长痤疮，说明胃火过大，应少吃油腻食物；下巴长痤疮，提示快来月经，应少吃寒凉食物；嘴周长痤疮，说明有便秘，可多吃富含膳食纤维的蔬果；额头长痤疮，提示心火较旺，应减少思考，按时睡觉；左脸颊长痤疮，说明肝功能不佳，注意养肝，保持心情愉快；右脸颊长痤疮，提示肺热，应补充润肺食物。

柠檬牡蛎

【材料】牡蛎400克，柠檬100克，茴香适量

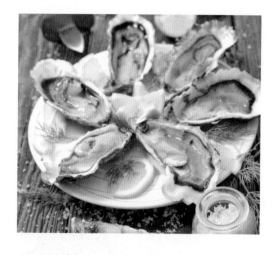

【做法】

1.洗净的柠檬切成片；牡蛎洗净，摆放在蒸屉中。

2.蒸锅注水，烧开后放置蒸屉，用大火蒸8分钟，至牡蛎开口，取出。

3.撬开牡蛎壳，放上柠檬片，点缀上茴香即可。

功效 具有通便排毒的功效，可让体内的毒素很快地排出。

 # 酱汁牛肉卷

【材料】牛肉300克，迷迭香适量，蒜末3克，橄榄油10毫升，牛排酱适量，黄油5克，黑胡椒粉1克，盐1克

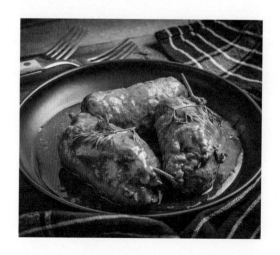

【做法】

1.牛肉洗净，用厨房纸巾擦干水分，切长片（在牛肉片边上插入小竹签，防止烹制时卷起），放上黑胡椒粉、盐和橄榄油抹匀，腌制2小时。

2.取平底锅，放入黄油煮化，再放入牛肉片煎熟，盛出后卷成片。

3.油爆蒜末，倒入牛排酱烧热，再淋在牛肉卷上，装饰上迷迭香即可。

功效 压力过大不妨借助食物来补充能量。

芝士四季豆

【材料】四季豆200克，炼乳15克，黄油10克，芝士片20克，咖喱粉20克

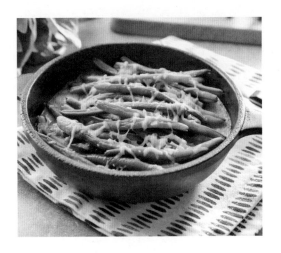

【做法】

1.洗净的四季豆去蒂，备用；芝士片切成丝。

2.锅中放入黄油烧热，注入清水，加入咖喱粉、炼乳、四季豆，煮至熟软。

3.再放入芝士，关火即可。

功效 能迅速清除内火，快速消除痤疮。

美式奶油炒蛋

【材料】鸡蛋3个，奶油30克，香菜少许，盐1克

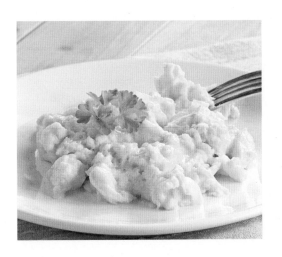

【做法】

1.在碗中将打入鸡蛋，加入适量盐，搅拌均匀。

2.以中小火热锅，放入奶油融化。

3.将蛋液倒入锅中，快速搅拌1~2分钟，大约半熟状即可关火。

4.最后点缀上香菜叶即可。

功效 起到带走代谢废物、清理毒素的作用。

气血不通，招来头痛病

病因与病症

病因：由颈部和肩膀酸痛引起的头痛，被称为紧张性头痛，源自疲劳和压力。长期保持一个姿势面对电脑时也会导致紧张状态持续，使得颈部和肩膀的血液循环变差。偏头痛也经常出现于月经前和月经期中，这与女性激素分泌有关。

病症：从头颈到肩膀都感到沉重、疼痛，月经前会变得很痛，太阳穴隐隐作痛。

贴心呵护建议

饮食方案

⊙镁元素不足的话，会使得偏头痛更加容易发生。为消除引起紧张性头痛的疲劳和压力，需多补充镁元素。生活中，镁元素很易缺乏，请尽可能积极选用富含镁元素的食品。

⊙红酒、巧克力易引发偏头痛，请不要过量食用这些食品。

⊙菠菜、桂圆肉、红豆等食物有助于补益气血，芹菜、番茄、胡萝卜、柚子、柑橘等食物则有助于疏肝理气，食用这些食物对改善气血不通导致的头痛症颇有益处。

生活习惯

●**注意不要用眼过度，用睡眠缓解压力和疲劳**

眼部疲劳会招来紧张性头痛，一直盯着电脑屏幕，维持着同一姿势，导致血液循环变差。每隔一段时间应休息一下，转动一下肩膀和颈项。尽可能避免深夜工作。

●**温热身体，缓解紧张**

对于紧张性头痛而言，温热身体，促进肩膀和颈部的血液循环是非常重要的。也可进行足浴，或者把热毛巾敷在肩膀和颈部。

●**静养很重要**

如果正头痛时沐浴，会使得血管更加扩张，加重症状。请尽可能待在安静、阴凉的地方静养。

●**冷敷**

冷敷疼痛部位，可减轻疼痛。

运动调理

◆**适当散步和慢跑有利于缓解头痛**

散步和慢跑，简单又方便，运动量也容易控制。散步和慢跑通常在早上进行为好，也可与其他活动穿插进行。

◆太极拳动作柔和有助健康

太极拳动作缓慢柔和，肌肉放松，意识集中，方法简便，有助于各种头痛的治疗。但以活动后心跳每分钟不超过 120 次，自己不感到胸闷、心悸为度。

按摩太阳穴

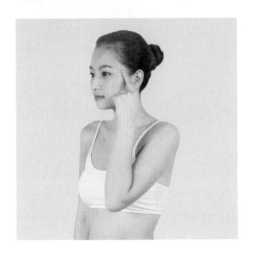 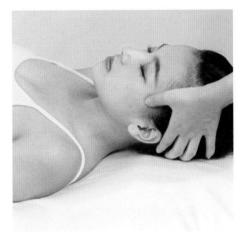

[取穴] 太阳穴位于头部侧面，眉梢和外眼角中间向后一横指凹陷处。

[方法] 双目自然闭合，用两个拇指指腹按揉两侧太阳穴 1 分钟，注意按揉动作要轻缓平和。

[功效] 可促进新陈代谢，健脑提神，养目护身，消除疲劳。

小提示

依据头痛选择药物

依据偏头痛的类型选择不同的药物。若服用药店销售的药物没有好转，请前往医院检查。

月经期间头痛，可去看妇科门诊。短期口服避孕药对稳定激素水平也有效果。

草莓芝麻菜核桃沙拉

【材料】芝麻菜150克，草莓70克，圣女果40克，核桃15克，芝士片10克

【做法】

1.将芝麻菜洗净，沥干水分；洗净的草莓去蒂，切成块；洗净的圣女果，切块备用。

2.芝士片切成小块。

3.备好盘，放入芝麻菜、草莓、核桃、圣女果、芝士块，拌匀后即可食用。

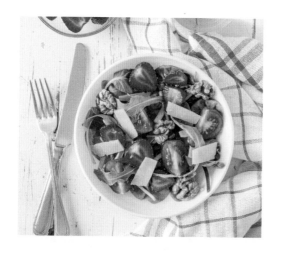

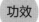 功效

蔬果富含维生素，搭配健脑益智的核桃，能有效改善精神不佳。

 # 香蕉燕麦粥

【材料】香蕉40克，燕麦50克，牛奶50毫升

【做法】

1.去皮的香蕉切成片。

2.牛奶入锅加热，加入燕麦，小火煮开，让燕麦充分吸收奶香。

3.出锅，装碗，点缀上香蕉片即可。

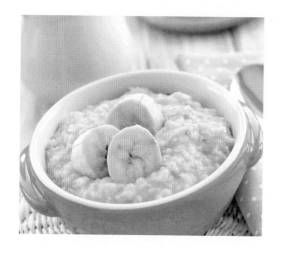

功效

具有镇静安神功效，可以减轻偏头痛的不适。

鸡肉蔬菜沙拉

【材料】鸡肉100克，水煮鸡蛋1个，黄瓜30克，圣女果60克，罗勒叶50克，黑胡椒碎6克，苹果醋8毫升，橄榄油6毫升

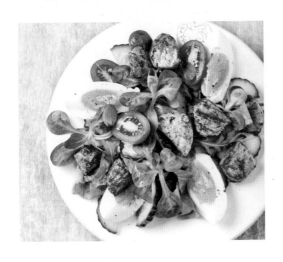
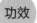

【做法】

1.洗净的鸡肉切成块；洗净的黄瓜切成片；洗净的圣女果去蒂，对半切开；水煮鸡蛋去壳，切成四半。

2.锅中注油烧热，放入鸡肉块，煎至金黄，盛出。

3.备好盘，放上罗勒叶、黄瓜片、鸡蛋块、圣女果、鸡肉块，淋上苹果醋，拌匀，撒上黑胡椒碎即可。

功效　富含蛋白质，能够给身体注入活力。

红豆黑米粥

【材料】红豆50克，黑米30克

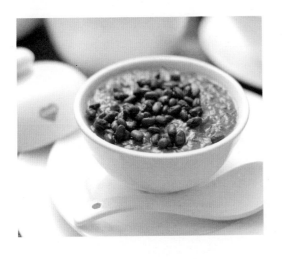

【做法】

1.把红豆和黑米分别洗净，提前用清水分别浸泡12小时以上。

2.浸泡的水倒入锅中，将泡好的黑米和红豆放入锅中用大火煮开。

3.用大火煮沸之后，再转至小火煮至红豆微开花、熟软即可。

功效　补益气血，有利于强身健体。

脱发找上门

病因与病症

病因：女性激素减少，头发也会随之老化，如掉发量增加、发量变少而露出头皮、头发毛躁并且没有光泽和弹性等。脱发不只是受女性激素的影响，头皮血液循环不良、缺乏营养也会使其加速恶化。压力过大或者睡眠不足导致疲劳积累时会阻碍血液循环，也会使得营养无法输送至头发，因而掉发。

病症：洗头发时很容易掉发，头发干枯无光泽，发量变少，发旋明显。

贴心呵护建议

饮食方案

⊙多吃牡蛎、瘦肉、坚果等含锌食物。女性体内缺锌会导致发囊变弱，从而引起脱发。

⊙多吃黑色食物。黑色食物多入肾，可补益肾精，有利于预防、改善掉发。常见的黑色食物有黑豆、黑芝麻、黑木耳、桑葚、黑糯米等。

⊙30%的女性脱发者体内缺铁，铁有利于头发生长，能够减少脱发的发生。瘦肉、黑木耳、黑豆、菠菜等食物含铁量比较丰富。

⊙饮食中补充促进头发生长的蛋白质。如鱼类、大豆、鸡蛋、瘦肉等。

⊙粗粮中的维生素 B_6 具有保护头发、减缓毛囊衰老退化的作用。

生活习惯

●最重要的是消除压力，保证充足的睡眠

重新认识自己的生活习惯，养成有规律的生活，确保充足的睡眠时间十分重要。头发和皮肤相同，在睡眠时间加速再生。良好的睡眠，会使身体由内而外地得到改善，达到一个良好的状态。睡觉之前不要做容易刺激神经的事，如看电视或者打游戏等。

●戒烟

烟草的刺激会令毛细血管收缩，影响头发的生育和生长，尤其是加速头发的老化。

运动调理

◆不宜过量运动

适量运动有利于预防脱发，但是过量运动会加重脱发。因为过量运动会诱发身体分泌雄激素，易产生一些导致脱发的物质，如 DHT（双氢睾酮），使得毛囊受到损害，慢慢闭合、收缩而引起脱发。当你运动的同时仍能够与别人轻松交谈，说明运动量是适度的。

◆活力瑜伽，让头发恢复活力

氧气是人体细胞的生命之源，瑜伽可以提高心跳速度，从而加快带氧血液的循环，有助血液流向身体里经常被忽略的部位，例如关节、结连组织及体内器官等。气血的循环通畅，有助于头发的生长，从而有利于预防脱发。

医学保健

按摩涌泉穴

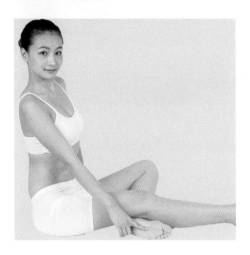 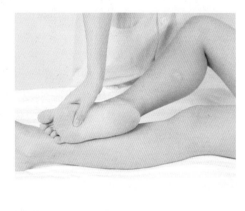

[**取穴**] 第二、三趾趾缝纹头端与足跟连线的前三分之一处就是涌泉穴。

[**方法**] 用大拇指指腹按揉涌泉穴，感觉到发热、酸痛为度，两脚互换。

[**功效**] 能有效刺激肾经，可以调节内分泌，使肾精充足，令头发乌黑发亮，不容易脱落，更能够减少头皮屑的出现。

小贴士

调节激素水平，使营养能够输送至发梢

"前更年期"和更年期的发质问题，多数是由于女性激素的减少所引起的老化现象。想要抑制头发的衰老是很困难的，但是要推迟老化却能够办到。用短效口服避孕药或者激素补充疗法来调节内分泌，消除压力，血液循环会变得畅通，营养也得以输送至发梢。

咖喱豆腐菠菜

【材料】豆腐300克，菠菜100克，孜然粉5克，盐2克，橄榄油20毫升

【做法】

1.洗净的豆腐切成块；洗净的菠菜去蒂，焯水，备用。

2.取锅，倒入橄榄油，放入豆腐，炸至金黄色，捞出。

3.取碗，倒入菠菜和豆腐，最后撒上孜然粉、盐拌匀即可。

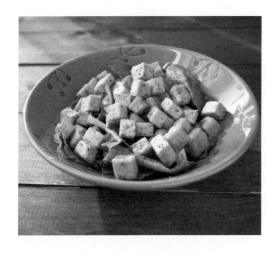

功效　豆类与豆制品能增加头发的光泽和弹性，还能防止分叉和断裂。

 # 黄瓜丁拌黑豆

【材料】黄瓜1根，黑豆100克，盐3克，料酒4毫升，橄榄油适量

【做法】

1.洗净的黄瓜去蒂，去皮，切成块。

2.锅中注入适量清水烧开，放入黑豆，煮至熟，捞出，过凉水。

3.备好盘，装入黄瓜块、黑豆、盐、橄榄油，搅拌均匀，淋上料酒即可。

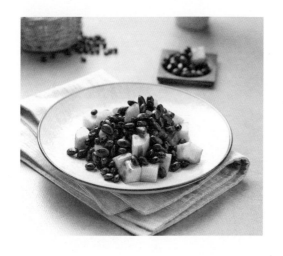

功效　营养味美的黑豆可润泽肌肤、滋养头发。

蜂蜜蒸木耳

【材料】水发黑木耳100克，枸杞15克，蜂蜜10克

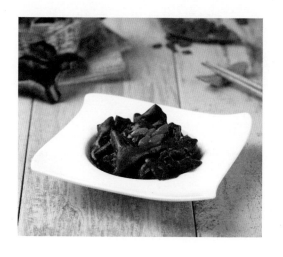

【做法】

1.洗净的水发黑木耳放入蒸盘中，撒上枸杞，淋上蜂蜜。

2.烧开蒸锅，放入蒸盘，蒸至黑木耳熟软，取出即可。

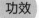功效

黑色食物可补肾养血，黑木耳口感爽脆，制作简单。

黑芝麻糊

【材料】黑芝麻100克，水发糯米50克，冰糖适量

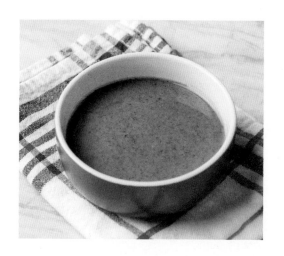

【做法】

1.水发糯米洗净；黑芝麻炒香后立刻离火，以免炒糊发苦。

2.搅拌机内加入适量水，再加入糯米和黑芝麻，高速搅拌成糊状，倒入滤网中过筛。

3.过筛后的黑芝麻糊倒入锅中，用小火加热，不停搅拌，再加入冰糖，煮至溶化后盛出即可。

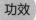功效

黑芝麻油脂含量较高，可改善头发干枯情况。

多毛症，与美丽背道而驰

病因与病症

病因：多毛症一般是指女性体毛生长过多，分布异常，是血循环中雄激素主要包括睾酮、双氢睾酮、雄烯二酮、脱氢表雄酮和硫酸脱氢表雄酮等生成增多。

病症：可出现女性性征毛发生长过盛，分布呈男性化倾向，主要表现为颜面、耳前、口周围、胸前、乳头周围、腋窝、背部、下腹部、阴毛多而密，向脐部呈菱形分布，以及下肢及大腿前部。

贴心呵护建议

饮食方案

⊙多吃豆腐、豆浆等豆制品，能够改善因内分泌失调引起的雌激素降低，可以平衡雌激素水平，对多毛症效果显著。

⊙多吃菠菜、小白菜、油菜、芥蓝、生菜等富含叶酸的绿叶蔬菜，能起到保养卵巢的作用，能够调理雌激素的分泌量，防止雄激素作用增强，改善体毛增多。

⊙少吃点心、蛋糕等甜食。这一些食物含糖量高，会引起胰岛素抵抗。胰岛素是用来控制血糖水平的激素，"抵抗"意味着身体会产生比较多的胰岛素来达到降低血糖的作用，易导致内分泌失调，造成多毛。

⊙不吃高脂肪、高热量的食物，例如炸薯条、炸鸡、肥肉、汉堡等，这些食物会导致女性体内激素不平衡，雄激素增多，使体毛增多。

生活习惯

●注意卫生

应该保持皮肤清洁卫生，勤洗澡，尤其是勤洗头项部，每周3~4次为宜。衣物宜柔软，勤洗勤换。多汗时，应注意保持皮肤干燥。

运动调理

◆轻度的运动对调整雌激素有益

运动能够调节、改善多毛女性的雌激素分泌水平，抑制雄激素过盛。需要注意的是，运动量不宜大，不然身体吃不消，更会影响激素的分泌。应该选一些轻柔、强度不大的运动项目，例如散步、体操等。

◆多进行户外运动

多毛的女性通常身体肥胖，减肥有利于降低雄激素水平。多进行户外运动更有助于减肥，由于户外运动要比室内运动消耗更多热量，且进行户外运动可使人的心情更舒畅，有利于改善内分泌紊乱，对多毛症状的调理有益。

按摩三阴交穴

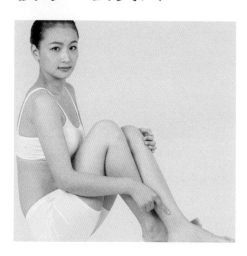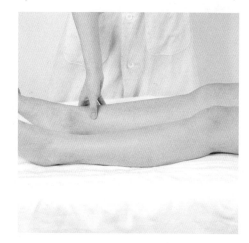

[取穴] 三阴交穴位于小腿内侧，脚踝骨的最高点往上四横指宽处。

[方法] 用拇指的指腹按揉右腿上的三阴交穴，按揉约 5~10 分钟，按揉至有酸胀感为宜，然后再按揉左腿上的三阴交穴 5~10 分钟。每日按摩 1~2 次。

[功效] 改善雌激素分泌不足，避免体内的雄激素活性增强，有利于改善多毛症状。

小贴士

保持良好的雄激素水平可以这样做

1. 少给自己压力，压力不仅让女性疲惫，还会导致体内的激素水平降低。

2. 不要过度减肥，太瘦的女性会出现雌激素降低的现象。女性应该保持正常体重最健康。

3. 生活要有规律，三餐定时定量，早睡早起不熬夜，这样内分泌更正常。

炒豆腐

【材料】豆腐200克，红椒30克，葱花7克，蒜末8克，盐5克，橄榄油20毫升

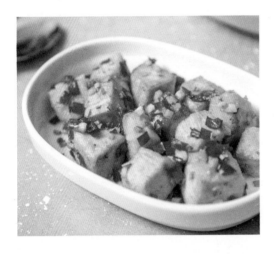

【做法】

1.洗净的豆腐切成块；洗净的红椒去蒂，切碎。

2.锅中注入橄榄油，烧热，放入豆腐块，炸至金黄色。

3.再加入红椒碎，翻炒片刻，放入蒜末，调入盐，炒至入味。

4.盛出装盘，撒上葱花即可。

功效
豆腐可平衡雌激素水平，能够减轻多毛症。

炝拌生菜

【材料】生菜150克，生抽4毫升，白醋6毫升，鸡粉2克，盐2克，食用油适量

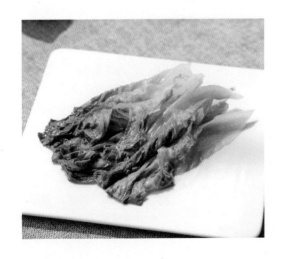

【做法】

1.将洗净的生菜叶取下。

2.备好碗，加入生抽、白醋、鸡粉、盐，拌匀，制成味汁。

3.锅中注入适量清水烧开，放入生菜叶，焯煮片刻，捞出。

4.取一个盘子，放入生菜叶，摆放好，把味汁浇在生菜叶上即可。

功效
清淡饮食有利于平衡身体的激素水平。

姜汁芥蓝

【材料】芥蓝150克，胡萝卜片、姜末、盐、鸡粉、白糖各少许，料酒、水淀粉、食用油各适量

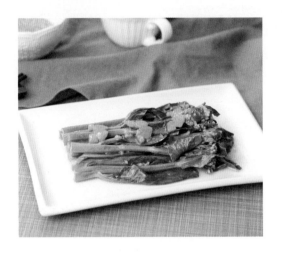

【做法】

1.将芥蓝洗净并切开菜梗。

2.锅中注水，加盐、食用油煮沸，放入芥蓝焯煮至断生，捞出。

3.用油起锅，倒入姜末和胡萝卜片爆香；倒入芥蓝，拌炒至熟；加盐、鸡粉、白糖、料酒炒匀调味，淋入水淀粉勾芡，盛出装盘即可。

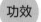

功效　　绿叶蔬菜能促进雌激素分泌，改善因雄激素增加导致的多毛症。

小白菜拌牛肉末

【材料】牛肉100克，小白菜160克，高汤100毫升，盐少许，白糖3克，料酒、水淀粉、食用油各适量

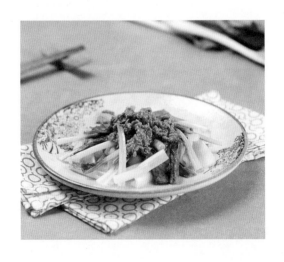

【做法】

1.将洗好的小白菜切段；洗净的牛肉切碎，剁成肉末。

2.锅中注水烧开，加入食用油、盐，放入小白菜，焯煮至熟，捞出装盘。

3.用油起锅，倒入牛肉末，炒匀；淋入料酒，炒香；倒入高汤、盐、白糖，拌匀；倒入水淀粉勾芡。最后将牛肉末盛在装好盘的小白菜上即可。

功效　　维生素丰富，能改善卵巢功能。

肥胖症藏着大隐患

病因与病症

病因：进入更年期，雌激素减少，胆固醇或者三酰甘油也会增加，加之代谢下降，摄取与以前等量的食物，却会达到储蓄内脏脂肪的效果。

病症：身体发胖，尤其是女性的腰围（肚脐一圈）超过90厘米，常伴随着糖尿病、高血压、高脂血症等慢性病。

贴心呵护建议

饮食方案

⊙适量吃一些肉，肉类食物富含蛋白质，能够增加体内的瘦肌肉，促进脂肪的燃烧。在肉食的选择上，要以鱼虾、去皮的鸡鸭肉、瘦牛肉作为首选。此外，2份肉配8份蔬菜不但有益健康，且能有效控制热量的摄入。

⊙吃一些粗粮、蔬菜等富含膳食纤维的食物，可获得饱腹感，不容易饿，从而减少食量。

⊙以低脂肪、低热量食物为主，优先选择少油少盐的食物；忌吃甜食、煎炸食物，烹调用油宜选植物油。

⊙注意水分的补充，因为人体一旦缺水，很易引起脂肪代谢减慢，从而造成脂肪堆积。

⊙晚餐一定要清淡，七分饱即可，不吃夜宵。

⊙减肥不需要拒绝主食，膳食中若缺乏主食将导致全身无力、疲乏，产生头晕、心悸、脑功能障碍等问题，严重者会导致低血糖昏迷。

生活习惯

●不要摄入过多热量

进入更年期后，基础代谢下降，即便摄入与之前等量的食物，也会导致热量超量。快食、过食、零食等，每一个都要有意识地戒掉。另外，不吃早饭不利于健康，请规律饮食。

●抓住健康，从睡眠开始

睡眠不足，使身体长期处于紧张状态，从而打破激素和自主神经的稳定水平，也会损害胃肠功能，引发肥胖问题。

运动调理

◆有氧运动减肥效果好

有氧运动是指消耗身体内氧气的同时能够确保呼吸质量的运动。为了分解和燃烧脂肪，身体内就必须要有分量充足的氧气，因此，减肥必须做有氧运动。那些让人感到呼吸困难的无氧运动不能够起到燃烧脂肪的作用。比较常见的有氧运动项目有散步、慢跑、游泳、骑自行车、跳健身舞、跳绳、打太极拳、滑冰等。有氧运动对代谢综合征的治疗也很有效。

医学保健

按摩内关穴

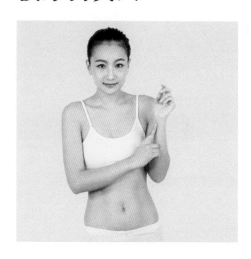 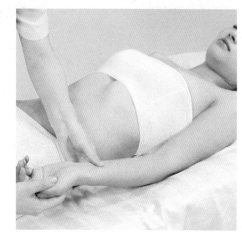

[**取穴**] 手臂伸直，五指并拢，掌心朝内，腕横纹向上 2 指的中间位置就是内关穴。

[**方法**] 用大拇指的指腹按揉内关穴，每次按揉 1 分钟，每日的按揉次数不超过 10 次。

[**功效**] 在调节女性内分泌功能的同时，能够控制大脑的食欲中枢，抑制旺盛的食欲，防止过量进食。

小贴士

减肥需好心情

想减肥的女性，一定要保持好的心情，这样才能瘦得更快。减肥期间的坏心情，多数出现在减肥效果不显著或体重出现反弹时，此时千万不要急躁，要保持稳定的情绪，不然会导致脂肪代谢不顺畅，脂肪特别容易堆积在腹部和下身等位置。还容易导致情绪化进食，这种现象是最容易导致减肥失败的。

心情不好的时候可以想象一下自己瘦了就可以穿下很多漂亮衣服，用这种方法来激励自己能达到不错的效果。

开胃鲜虾

【材料】虾500克，姜片1片，香葱1棵，香菜碎、柠檬片、海盐、番茄酱各适量

【做法】

1.虾剪掉虾须，冲洗干净。

2.取锅注水，放入姜片和香葱，烧开，放入虾煮熟，捞出，装盘，撒上香菜碎，用柠檬片和海盐稍加装饰。

3.取小碟子，倒入番茄酱，撒上香菜碎，制成酱汁。食用时剥去虾壳，蘸取酱汁即可。

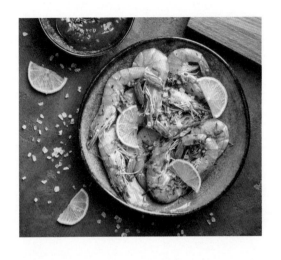

功效 促进优质蛋白质的摄取，帮助燃烧脂肪。

辣炒虾仁秋葵

【材料】秋葵100克，虾仁、圣女果各40克，洋葱30克，黄彩椒、红彩椒各15克，辣椒粉、胡椒碎各5克，盐3克，橄榄油6毫升

【做法】

1.秋葵洗净，切段；洋葱洗净，切条；黄、红彩椒洗净，去籽，切丁。

2.圣女果洗净，去蒂，对半切开，放入烤箱，烤至酥软，取出。

3.锅中注入适量清水烧开，放入秋葵、洋葱、虾仁，焯水至熟，捞出。

4.备好碗，放入所有食材，加入盐、橄榄油、辣椒粉、胡椒碎，拌匀即可。

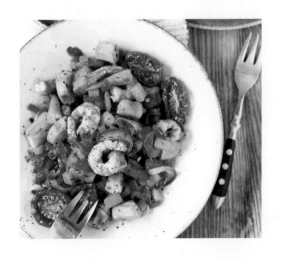

功效 秋葵是减肥、解乏的佳品，可促进胃肠蠕动，有利于消化。

蔬菜鸡肉汤

【材料】鸡胸肉150克，红彩椒50克，黄彩椒50克，土豆70克，香菜15克，盐2克

【做法】

1.处理好的鸡胸肉切成块；洗净的红、黄彩椒去籽，切成块；洗净去皮的土豆切成块。

2.锅中注入适量清水，放入鸡胸肉、红彩椒、黄彩椒、土豆，拌匀，煮至熟软。

3.撒上盐，拌匀，点缀上香菜叶即可。

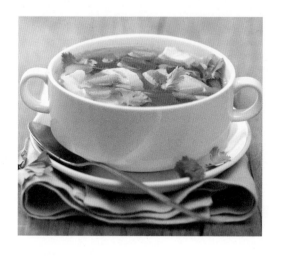

功效　富含膳食纤维的蔬菜搭配有助于控制体重。

甜椒牛肉串

【材料】牛肉200克，红彩椒、黄彩椒、绿彩椒各40克，绿橄榄、黄瓜片、圣女果、盐、料酒、生抽、黑胡椒碎、海鲜酱各适量

【做法】

1.牛肉洗净切块，加入盐、料酒、生抽、黑胡椒碎拌匀，腌制一夜；红、黄、绿彩椒洗净，去蒂，去籽，切块。

2.将腌制好的牛肉与彩椒用竹签串起来，放入200℃已预热好的烤箱，烤15~20分钟至熟。

3.烤串取出后摆盘，搭配绿橄榄、青瓜片、圣女果块和酱料食用即可。

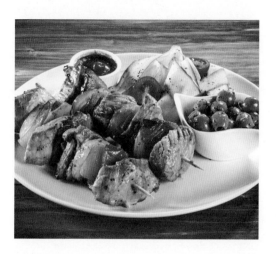

功效　牛肉能紧致肌肤，又能给机体提供能量。

胰岛素分泌异常引发糖尿病

病因与病症

病因：胰岛素不足或不起作用时，血糖值会一直处于一个高值，便引发糖尿病。糖尿病包括由于胰岛素先天分泌不足，需不间断注射胰岛素的"1型"和由于遗传、生活习惯引起的"2型"。此外，还要妊娠期糖尿病。

病症：开始时患者无自查症状。出现口干舌燥的症状时，其实早已以严重的情况居多。尿液很易起气泡或者有特殊的气味，说明病症已经很严重了。

贴心呵护建议

饮食方案

◎以低糖、低淀粉的食物或者粗粮以及蔬菜等为主食。如莜麦面、荞麦面、燕麦片等。

◎多食豆类及豆制品。豆类食品富含蛋白质、无机盐和维生素，且豆油含不饱和脂肪酸，能降低血中胆固醇及三酰甘油。

◎苦瓜、桑叶、洋葱、香菇、柚子、南瓜可降低血糖，是糖尿病人最理想的食物，如能长期食用，则降血糖和预防并发症的效果会更好。

◎不宜食用各种糖、蜜饯、水果罐头、汽水、果汁、果酱、冰激凌、甜饼干、甜面包及糖制糕点，这些食品含糖量很高，食用后易出现高血糖。

◎不宜吃含高胆固醇的食物及动物脂肪，如动物的脑、肝、心、肺、腰，蛋黄，肥肉，黄油，猪、牛、羊油等，这些食物易使血脂升高，易发生动脉粥样硬化。

◎不宜饮酒，酒精能使血糖发生波动，空腹大量饮酒时，可发生严重的低血糖，而且醉酒往往能掩盖低血糖的表现，不易发现，非常危险。

生活习惯

●少熬夜

充足的睡眠有利于内分泌平衡，再忙再累，也要注意安排好休息时间。熬夜打乱身体工作流程，使胰岛素分泌失去规律或反应不及时，导致糖的分解代谢失常。

●心态平和

人体的情绪和身体健康有着非常密切的关系，保持健康的心态对于减轻心理的压力是非常重要的，还能预防糖尿病。

运动调理

◆适量运动

活动量少不利于血糖的利用，加重胰岛素抵抗，诱发各种并发症。坚持每天原地踏步或慢走 500~1000 步，能使身体状况明显好转。那些血糖指标控制得较好的糖尿病患者，每天走或跑 5 千米，对于控制体重以及减少胰岛素抵抗大有裨益。

按摩气海穴

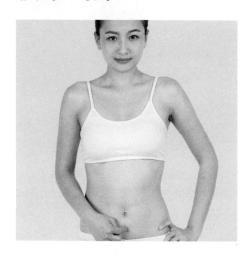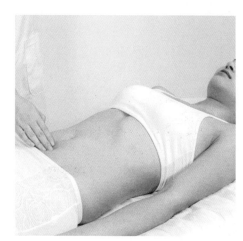

[**取穴**] 在下腹部，脐中下 1.5 寸，前正中线上。

[**方法**] 用食指、中指、无名指轻轻按摩气海穴 2 分钟，以产生酸胀感为宜。

[**功效**] 常按揉气海穴，可补气，可治疗月经不调、痛经、内分泌失调等。

小贴士

有出现下列症状，请接受糖尿病筛查：

※ 口干舌燥　　　　※ 手脚痉挛

※ 尿频　　　　　　※ 肩颈酸痛

※ 尿液有异味　　　※ 吃得再多也还是很瘦

※ 很容易疲劳　　　※ 有空腹感、想吃甜食

苦瓜炒鸡蛋

【材料】苦瓜350克，鸡蛋2个，盐、食用油各适量

【做法】

1.苦瓜洗净，切片。

2.鸡蛋打入碗内，加少许盐打散。

3.用油起锅，倒入蛋液炒熟，盛出。

4.起油锅，倒入苦瓜，翻炒至熟，加盐调味，倒入鸡蛋，翻炒匀，出锅盛盘即可。

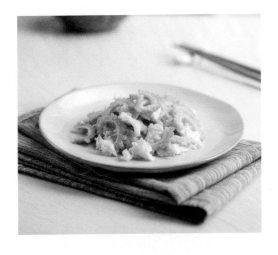

功效　　制作简单、清淡、营养的家常菜是控制血糖的重要法宝。

 # 蒜香蒸南瓜

【材料】南瓜400克，蒜末25克，盐2克，鸡粉2克，生抽4毫升，芝麻油2毫升，食用油适量

【做法】

1.洗净去皮的南瓜切厚片，装入蒸盘中，摆放整齐。

2.将蒜末装碗，放入盐、鸡粉、生抽、食用油、芝麻油，拌匀，调成味汁，把味汁浇在南瓜片上。

3.蒸锅注水烧开，放入南瓜，蒸8分钟至熟，取出即可。

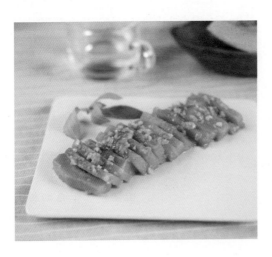

功效　　南瓜含有大量果胶，可以促进胰岛素的分泌。

洋葱拌木耳

【材料】水发黑木耳300克,洋葱100克,红辣椒、绿辣椒各15克,生抽4毫升,陈醋3毫升,芝麻油2毫升,盐、食用油各适量

【做法】

1.黑木耳洗净,切块;洋葱洗净,切丝;红辣椒、绿辣椒洗净,去籽,切丝。

2.锅中注入水烧开,加入盐、食用油,放入黑木耳煮3分钟;倒入洋葱、红辣椒、绿辣椒再煮1分钟至熟,捞出全部食材,倒入碗中。

3.食材中加入盐、生抽、陈醋、芝麻油,拌匀,装盘即可。

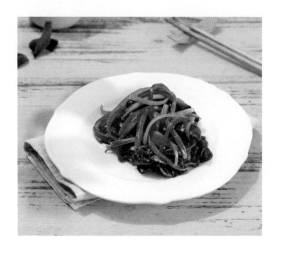

功效
黑木耳富含木耳多糖,有降糖作用,洋葱可刺激胰岛素的合成与分泌。

荷兰豆炒香菇

【材料】荷兰豆120克,鲜香菇60克,鸡粉2克,盐3克,料酒5毫升,蚝油6克,水淀粉4毫升,食用油适量

【做法】

1.洗净的荷兰豆择去头尾,洗好的香菇切片。

2.锅中注水烧开,加入盐、食用油、香菇片,搅散,略煮片刻;再倒入荷兰豆,拌匀,煮至断生,捞出。

3.用油起锅,放入荷兰豆、香菇、料酒,炒匀;倒入蚝油、鸡粉、盐,炒匀调味;倒入水淀粉,炒匀即可。

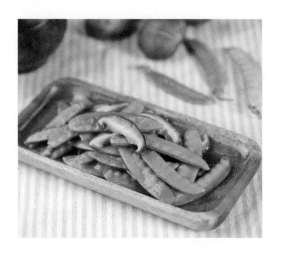

功效
以蔬菜为主食的餐单有利于控制血糖。

腰痛是谁的错

病因与病症

病因：长时间保持在同一姿势，或者激烈运动，都会对腰部造成负担。长期如此腰部就会堆积疲劳物质、阻碍血液循环，就会引发腰痛。姿势不正确、穿高跟鞋、受凉、心理压力大等也是造成腰痛的原因。子宫肌瘤、子宫内膜异位症、卵巢囊肿等女性疾病也有可能引起腰痛。

病症：感觉腰部沉重，一压到腰部就会痛，往前伸展腰部就会疼痛。

贴心呵护建议

饮食方案

⊙饮食食物多样化，避免偏食，保证营养均衡。

⊙多吃含钙丰富的食物，如奶及奶制品、大豆及其制品、虾、海带等。同时多吃新鲜的水果蔬菜，适当补充动物肝脏，维生素和铁可以促进钙的吸收。

⊙如果饮食量少，可以适当吃一些钙补充剂。

⊙忌吃辛辣刺激性食物；少喝可乐、汽水等碳酸饮料；少吃油炸类食品。

生活习惯

●重度疼痛千万别忍住，最好及时消除

忍着腰痛持续活动，会让疼痛加剧。疼痛时一定要服用止痛药，且及时休养，直到疼痛消失。若放着疼痛不管，大脑就会记住这种疼痛，让你对这种疼痛更加敏感。服用止痛药的时机，并不是痛到无法忍受的时候，而是趁疼痛还没有加重时就需要尽快服用，效果才会更好。

●注意姿势，不要给腰部带来负担

平时的不当姿势，会给腰部带来巨大的负担。在平时生活中，注意采取正确的姿势。坐在椅子上时，请腹部用力，挺直后背。另外，在弯腰时，膝盖也跟着一起弯曲，尽可能做到不给腰部产生负担。若有意识地保持良好姿势，既可以纠正身体的歪斜，又可起到减肥的作用，还有利于锻炼腹肌和背肌。

运动调理

◆伸展肌肉，调动肌肉，增强肌肉力量，促进血液循环

运动不足不仅仅会使血液循环变差，还会使肌肉力量变弱，更加容易腰痛。

在平时生活中也可锻炼，例如在挺直腰背的情况下大步步行。还可做一些针对性的腰部伸展运动或者瑜伽等。坐在椅子上，腰部以上的身体往前倾，或者是看向后方转动腰部等，只需

做这些简单的动作就会很有效果。如果太过勉强拉伸的话，反而可能会弄伤腰部，所以做到自己感到舒服的程度即可。

按摩肾俞穴

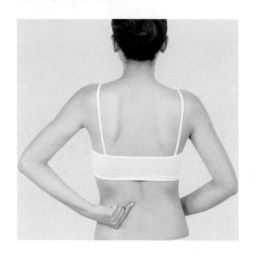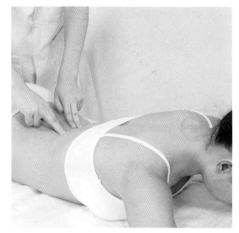

[**取穴**] 肾俞穴位于人体的腰部，当第二腰椎棘突下，左右二指宽处。

[**方法**] 用左右手的食指和中指指腹分别按揉左右两侧的肾俞穴3~5分钟。每日按揉2~3次，经期停按。

[**功效**] 按摩肾俞穴不仅能舒缓腰痛，还能改善肝功能、生殖器官和泌尿器官。

小贴士

淋浴

温热身体，促进血液循环后，疼痛会得到一定缓解。为了使腰部不受寒，在穿着上也需要下功夫。若伴随有发热症状的炎症或者急性疼痛，需要冷敷。

重新审视生活习惯

在检查骨骼无异常的情况下，应重新审视导致腰痛的不良姿势和生活习惯。若病痛来源于妇科病，需要优先接受妇科病治疗。依据病情，有时也可能需要手术。

海带牛肉汤

【材料】牛肉150克，水发海带丝100克，姜片、葱段各少许，盐适量，料酒3毫升

【做法】

1.将洗净的牛肉切丁，焯水，备用。

2.锅中注水烧热，倒入牛肉丁、姜片、葱段、料酒，用中火煮约40分钟，至食材熟透。

3.揭开盖子，倒入洗净的海带丝，转大火略煮一会儿，加入盐，拌匀调味，盛入碗中即成。

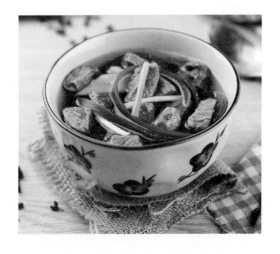

功效

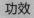肉类与蔬菜搭配，营养均衡，有利于增强体质。

白灼鲜虾

【材料】鲜虾250克，香葱1根，姜片5克，盐2克，料酒5毫升

【做法】

1.锅中注水烧开，放入姜片，加入洗净的香葱，淋入料酒，煮约2分钟成姜葱水。

2.加入盐，放入洗净的鲜虾，煮约2分钟至虾转色熟透。

3.关火后捞出煮熟的虾，装入盘中摆好，点缀上香菜即可。

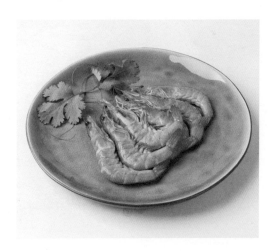

功效

鲜虾肉质爽滑，富含钙、磷等矿物质，适量补充可增强体质。

牛奶莲子汤

【材料】牛奶250毫升，去心莲子100克，白糖15克

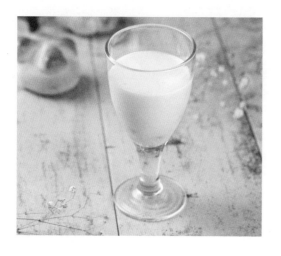

【做法】

1.砂锅中注水烧开，放入泡好的莲子，用大火煮开后转小火续煮40分钟至熟软。

2.揭开盖子，倒入牛奶，稍煮片刻。

3.盛出汤水，稍微晾凉后加入白糖，拌匀至溶化即可食用。

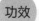
功效　牛奶含钙丰富，与莲子熬制成甜汤，味美、营养价值高。

黄豆焖茄丁

【材料】茄子70克，水发黄豆100克，胡萝卜30克，甜椒15克，盐2克，料酒4毫升，食用油适量

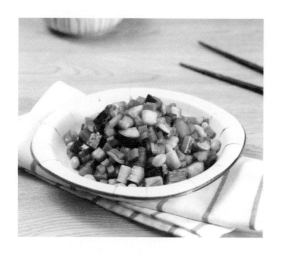

【做法】

1.胡萝卜洗净去皮，切丁；甜椒洗净，切丁；茄子洗净，切丁。

2.用油起锅，倒入胡萝卜、茄子，炒匀；注水，倒入洗净的黄豆，拌匀；加入盐、料酒，拌匀，烧开后用小火煮约15分钟；倒入甜椒，拌匀，稍煮片刻至食材熟透，盛出即可。

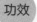
功效　黄豆中所含的大豆卵磷脂能促进脂溶性维生素的吸收，强健体魄。

骨质疏松可以及早预防

病因与病症

病因：雌激素有保持骨密度的功能，在闭经之前，骨量在某种程度上得以保持。雌激素减少时，骨量慢慢减少，骨质会变得脆弱，易骨折。随着年龄增长，钙质的吸收能力会变弱，也会导致骨质疏松症加重。

病症：骨头变得脆弱，易骨折，初期症状不明显，但严重时肌肉支撑着衰弱的脊骨，从背到腰的部位易疲劳、疼痛。背和腰弯曲，身高也会缩水。

贴心呵护建议

饮食方案

⊙多吃一些素食能够防止体内的钙流失，起到防治骨质疏松的作用。

⊙补钙的同时不要忘记补充维生素 D。这是由于维生素 D 能够促进人体对钙的吸收。富含钙的食物有牛奶、虾皮等，富含的维生素 D 的有蛋黄、鱼肉等。

⊙盐的摄入量不宜过多，摄入过多的盐会增加钙的流失，加重骨质疏松的症状。每日盐的摄入量应该少于 6 克，还应该少吃咸菜、腊肉等含盐量高的食物。

⊙肉要少吃。医学实验证明，每日摄入 250 克以上的肉类，就会导致体内的钙流失。患有骨质疏松的女性每日肉类食物的摄入量不宜超过 100 克。

⊙少喝碳酸饮料、浓茶、酒。

生活习惯

⊙多晒太阳。适当光照有利于钙的吸收。

⊙戒烟有利于增加骨骼中无机盐的含量，有利于骨组织形成，可防止骨质疏松症的发生。

运动调理

◆多做户外运动

户外运动可让身体充分接受阳光照射，增加人体维生素 D 的合成。每日在阳光下做 20 分钟的户外运动，可让骨密度保持正常，对骨质疏松症有很好的防治作用。同时，户外运动能够更好地促进全身运动，避免骨质流失，强化造骨细胞，提高骨骼的耐受力，进而提高骨密度，是最安全并且没有副作用的防治骨质疏松症的方法。

◆避免高强度运动

　　骨质疏松患者骨骼较为脆弱，运动时需要格外小心，应避免跳高、快跑等高强度运动。骨质疏松患者适合做的运动有散步、骑脚踏车、体操、打太极拳等，这些运动能够减少骨骼矿物质的流失，减慢骨质疏松的进展，预防骨折的发生。

医学保健

按摩大都穴

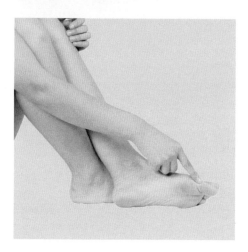 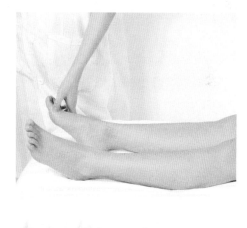

[取穴] 大都穴在足内侧缘，在足大趾本节（第一跖趾关节）前下方赤白肉际凹陷处。

[方法] 用拇指指腹分别按揉左右脚上的大都穴，每次按揉3分钟，每日按揉2~3次。

[功效] 按摩大都穴有利于纠正内分泌代谢紊乱，增强人体对钙吸收的能力，可防治骨质疏松，减轻骨质疏松引起的腰腿疼痛。

小贴士

药物也能够导致骨质疏松

　　炔雌烯醇等避孕药对排卵和月经有抑制作用，会使体内雌激素保持在比较低的水平，长时间服用可引起骨质疏松。治疗习惯性流产时注射的肝素，会促使构成骨骼的骨胶原溶解，若使用肝素超过4个月，可发生骨质疏松症或自发性骨折。另外，某些利尿剂、抗过敏药、抗癌药也可能影响骨代谢，导致骨质疏松。

香菇蒸蛋

【材料】香菇3朵，鸡蛋3个，香菜5克，盐3克

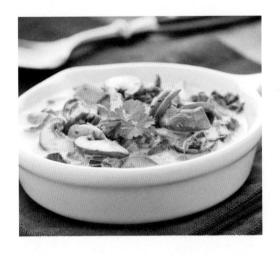

【做法】

1.香菇洗净，切成薄片。

2.鸡蛋打入蒸碗中搅匀，再加入温开水，放入少许盐，拌匀，用勺子撇去泡泡，倒入香菇，拌匀。

3.蒸锅加水烧开，放入蒸碗，用中火煮7~8分钟，关火后端出蒸蛋，放入香菜即可。

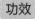

功效　鸡蛋中所含的维生素D能促进机体对钙质的吸收，防止骨质疏松。

三文鱼柳小扁豆

【材料】三文鱼100克，小扁豆50克，香菜碎5克，盐2克，橄榄油5毫升，生菜叶少许

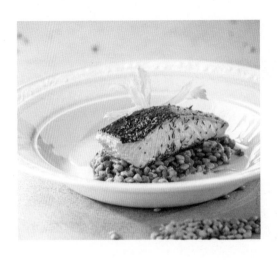

【做法】

1.锅中注入适量清水烧开，放入小扁豆，煮至熟软，捞出，沥干水分，装碗。

2.另起锅注入油烧热，放入三文鱼，煎至熟，盛出，放入装有小扁豆的碗中，撒上一层香菜碎，点缀上生菜叶即可。

功效　三文鱼可提供骨骼生长的营养素，改善中老年人骨质疏松症。

牛油果牛奶

【材料】牛油果1个，鲜奶油100克，牛奶100毫升，罗汉果糖10克或新鲜柠檬汁5毫升

【做法】

1.将牛油果去核、去皮，取出果肉。

2.牛油果切成小块放入果汁机中，再加入牛奶打成液状，再分次加入鲜奶油调整浓稠度。

3.最后加入罗汉果糖或新鲜柠檬汁提味，即可饮用。

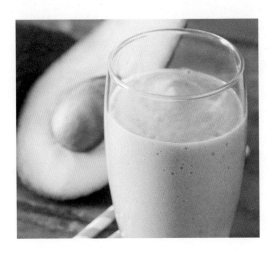

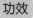

功效　牛奶是钙质的重要来源，搭配水果口感更丰富。

牛奶鸡蛋薄饼

【材料】鸡蛋3个，豆腐120克，牛奶30毫升，橄榄油8毫升，盐4克

【做法】

1.洗净的豆腐切碎。

2.鸡蛋打入碗中，放入豆腐碎，加入牛奶，搅拌均匀。

3.锅中注入橄榄油烧热，倒入豆腐泥，煎至两面金黄，盛出。

4.冷却后，放在砧板上，切成均等三份，摆入盘中即可。

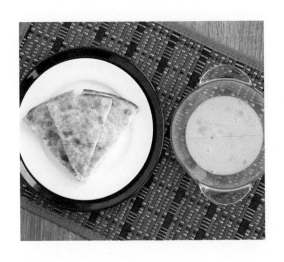

功效　牛奶与鸡蛋做成的薄饼营养健康又补钙。

警惕！甲状腺疾病发病率快速攀升

病因与病症

病因：甲状腺是位于喉结处的器官，分泌着维持全身代谢的甲状腺激素。甲状腺激素分泌过剩的状态就是甲状腺功能亢进症（与自身免疫异常、女性激素分泌、遗传因素等有关），常发生在 20~30 岁女性身上。甲状腺激素分泌减少的状态称为甲状腺功能减退症（碘缺乏为常见原因），多见于 50 岁左右的女性。

病症：前者为情绪暴躁、易疲劳、体重减轻等；后者为发冷、水肿、皮肤干燥。

贴心呵护建议

饮食方案

⊙甲亢患者：1.甲亢患者代谢旺盛，对营养物质需求明显增加，因而甲亢患者饮食应谨记"高能量、高蛋白、高维生素"的原则，增加能量供给，平衡身体机能代谢。米饭、馒头、面条等高淀粉食物，禽蛋、牛奶、瘦肉等高蛋白食物能缓解患者消瘦症状，新鲜蔬果则能补充维生素、增强患者的免疫力。2.甲亢患者胆固醇代谢比较慢，不适宜食用动物油、肥肉、动物内脏等高脂肪、高胆固醇食物。3.应控制碘的摄入，尤其是含碘丰富的海产品，以免加重病情；辛辣刺激性食物也应避免，以免增加患者心血管系统负担，加重心慌、心悸等症状。

⊙甲减患者：1.碘是合成甲状腺激素的重要原料，适当进食牡蛎、海带、海参、虾、紫菜等海产品，可以促进甲状腺激素的合成，缓解怕冷、嗜睡等症状。2.甲减患者身体的修复需要蛋白质的参与和作用，多进食如海带、紫菜、牛奶、蛋类、乳类、肉类、豆制品等富含蛋白质的食物，能改善甲状腺功能，缓解肌无力、手抖等症状。

生活习惯

●生活要规律

应当养成良好的生活习惯，使甲状腺疾病远离自己。

●用良好的心态应对压力，劳逸结合，不要过度疲劳

压力是重要的疾病诱因，中医认为，压力导致过劳体虚，从而引起免疫功能下降、内分泌失调，体内代谢紊乱；压力也可导致精神紧张，引起气滞血瘀、毒火内陷等。

运动调理

◆甲亢患者的运动方法

适量的全身运动能够使甲亢患者心情舒畅，情绪安定，缓解紧张、焦虑，改善中枢神经系统、大脑皮层和血管运动中枢的功能失调，有利于减轻不适症状，促进康复。

◆甲减患者的运动方法

　　散步、太极拳等适量运动能促进代谢，适合甲减患者。由于甲减患者体温偏低，早晨或者傍晚不适宜去户外运动，以免感冒。

医学保健

按摩人迎穴

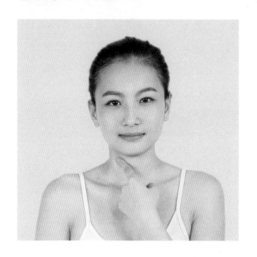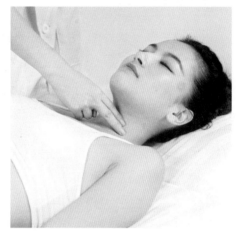

[**取穴**] 人迎穴位于颈部，前颈喉结外侧大约 3 厘米处。

[**方法**] 用拇指按压人迎穴，其余四指捏住胸锁乳突肌，五指慢慢向外牵扯，然后松手，每次按揉脖子左右两边各 10 次。

[**功效**] 按揉可起到理气解郁的效果，并且能调节人体内分泌，使甲状腺功能恢复正常。

小贴士

甲状腺疾病患者应该远离装修污染

　　装修造成的室内污染物甲醛、苯、二甲苯三氯乙烯等，可通过呼吸道进入人体，会干扰人体内激素分泌，导致内分泌功能紊乱，从而恶化甲状腺疾病病情，不利于甲状腺疾病的康复，且有可能导致甲状腺疾病癌病和提高甲状腺癌的发病率。房子装修时应该尽量选择环保的装修材料，新房子装修后不要着急进去住，应该先找室内环境检测部门进行检测，听取专业人员的意见，选择合适的入住时间。

鸡胸肉炒四季豆

【材料】四季豆30克，口蘑30克，鸡胸肉80克，盐2克，橄榄油3毫升，葱花、蚝油各适量

【做法】

1.四季豆洗净，切段，焯水；口蘑洗净，切片，焯水，备用。

2.起油锅，放入洗净的鸡胸肉，煎至金黄，放入蚝油、盐，调味盛出。

3.另起锅，放入四季豆、口蘑，调入盐，炒至入味，撒上葱花拌匀，盛入装有鸡胸肉的盘子中即可。

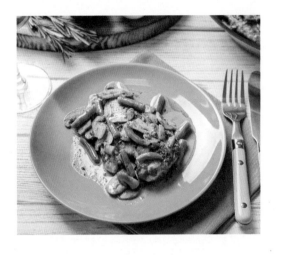

功效

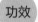鸡肉含有蛋白质，蔬菜营养丰富，健康饮食搭配对甲亢患者有利。

丝瓜炒蛋

【材料】丝瓜300克，鸡蛋2个，鸡粉3克，盐2克，橄榄油3毫升

【做法】

1.洗净去皮的丝瓜切成片；鸡蛋打入碗中，搅拌均匀。

2.锅中放橄榄油，倒入鸡蛋液滑炒，不要炒得太老，成型就立即盛出。

3.立即放入丝瓜煸炒。

4.再放入鸡蛋、盐、水、鸡粉炒匀，即可盛出装盘。

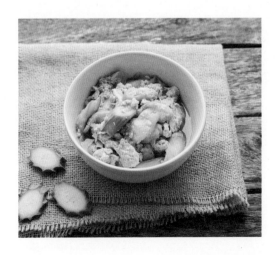

功效

鸡蛋含碘丰富，可改善因碘缺乏导致的甲状腺功能减退病情。

豆腐猪肉汤

【材料】日本豆腐300克，猪肉100克，香菜5克，葱花适量，料酒6毫升，盐3克，橄榄油5毫升

【做法】

1.日本豆腐切成块；洗净的猪肉切成块；洗净的香菜去蒂，切碎。

2.锅中注入适量清水烧开，倒入橄榄油，放入日本豆腐、猪肉，拌匀。

3.再加入料酒、盐，煮至入味，盛出装碗即可。

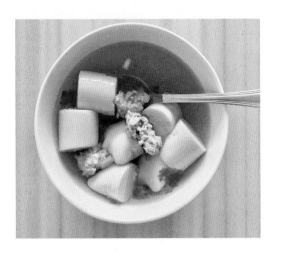

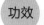

功效　日常适当选用蛋白质餐单，对机体的强健有益处。

炸牛奶条

【材料】牛奶100毫升，胡萝卜薄片适量，鸡毛菜5克，玉米淀粉30克，奶酪7克，桂花蜜4克，橄榄油3毫升

【做法】

1.把牛奶、玉米淀粉拌匀后放入锅中，小火加热，不停搅拌至黏稠，找一个矩形容器，涂一层油，倒入奶糊，晾凉后放入冰箱冷藏1小时凝固成奶糕，取出切条。

2.油锅六成热后转小火，放入奶糕条，炸至金黄，盛出，摆上胡萝卜片、奶酪、鸡毛菜，淋上桂花蜜即可。

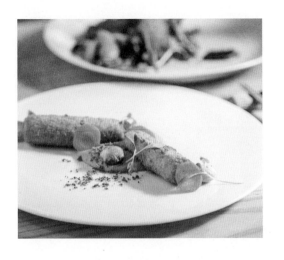

功效　牛奶条富含蛋白质，有助修复机体受损组织。

月经失调不可忽视

病因与病症

病因：卵巢处在健康状态下工作时，生理周期为 25~35 天。由于压力等原因的影响，会引起内分泌失调，出现月经不调或停经。另外，过了 30 岁之后，卵巢的功能逐渐变弱，分泌的女性激素变少。因此，月经期也易出现改变。

病症：月经周期不规律，表现为月经周期变短或变长、经期变短或变长、经血量增加或减少。

贴心呵护建议

饮食方案

⊙痛经的女性应该多食具有理气活血作用的食物，如橘子、生姜等；平常还应该避免食用生冷食物以及辛辣刺激性食物。

⊙闭经的女性应该吃一些具有活血通络的食物，如生姜、红枣、红糖、山楂、油菜等。

⊙月经总是推迟来的女性，宜吃一些生姜、红糖等性质温热的食物，忌吃苦瓜、螃蟹、鸭肉、绿豆、冷茶以及各种冷饮；月经总是提早来的女性，应该少吃点辣椒、生姜、胡椒等辛辣或者油炸食物，宜吃一些芹菜、莲藕、丝瓜等能够清热凉血的食物。

⊙在经量增多，出血持续不断的情况下，易引起贫血，需要多补充铁元素，富含铁元素的食品有肝脏、小油菜等，也可服用保健食品。

⊙由更年期综合征引起月经不调的女性，经常月经频发，经血量多或者周期延长，容易引起贫血，应该多吃一些瘦肉、猪肝、鸡蛋、鱼虾等能补血的食物。

生活习惯

●休养身心

身体疲劳或压力较大都会造成激素失衡，请保持作息规律，保证睡眠和休息，休养身心。

●打造舒适环境

舒适幽静的环境能让人心情愉悦，保持好家庭卫生，试着改变居室的摆设等都可以调节患者心情。

运动调理

◆月经期间运动能够调理月经不调

女性在经期做一些轻松愉快、运动量比较小的运动，能够改善身体机能，让月经更有规律。比较适合的运动包括散步、太极拳、体操（不做跳跃运动）。每日可活动 1~2 次，每次的运动时间不宜过长，一般为 10~30 分钟。

◆**避免高强度运动**

经期应该避免强度比较大、会增大腹压的运动方式。

- -

按摩足三里穴

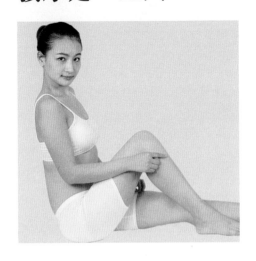 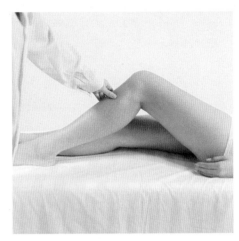

[**取穴**] 位于小腿外侧，犊鼻穴下 3 寸，距胫骨外侧约一横指。

[**方法**] 用拇指揉按足三里穴 5 分钟，以潮红发热为度。

[**功效**] 能够调理内分泌、益气补肾，对包括经期提前、经期延后、月经先后无定期以及闭经、经量过多等月经失调问题均有较好疗效。

小贴士

过度节食可导致月经不调

过度节食会使身体摄入的热量不足，造成体内大量脂肪和蛋白质被消耗，导致雌激素合成障碍明显缺乏，进而影响月经不调，甚至经量稀少或闭经。此外，追求身材苗条的女性，切不可盲目节食而过度减肥，因为体内脂肪最少要达到体重的 20% 才能维持正常的月经周期。

黑橄榄鱼柳

【材料】三文鱼200克，黑橄榄10克，酸豆8克，香草碎5克，柠檬汁适量，盐2克，橄榄油3毫升，酸豆汁适量

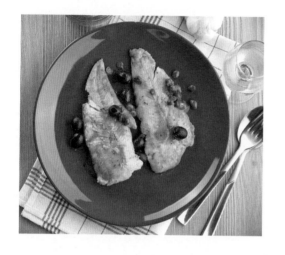

【做法】

1.三文鱼洗净后两面抹上适量盐、柠檬汁和橄榄油，腌制半个小时。

2.烤盘中放入三文鱼，撒上香草碎，再放到预热好的烤箱里，将温度调到200℃，用上下火烤15分钟。

3.取出后装盘，放上黑橄榄、酸豆和酸豆汁即可。

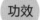 **功效** 三文鱼可缓和月经失调患者神疲乏力的症状。

 # 炸虾仁豆腐皮卷

【材料】虾仁200克，包菜60克，豆腐皮50克，鸡蛋2个，料酒6毫升，盐4克，橄榄油15毫升，香菜叶少许

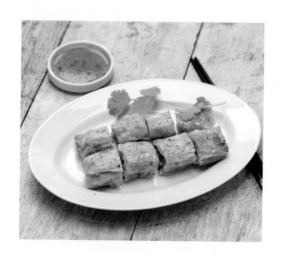

【做法】

1.包菜洗净，切丝；处理好的虾仁切碎；鸡蛋打入碗中，放入包菜丝、虾仁碎、料酒、盐，拌匀，做成馅。

2.将豆腐皮摊开，放入馅料，卷起来，做成虾仁豆腐皮卷。

3.起油锅，放入虾仁豆腐皮卷，炸至金黄色，盛出，切成小份，装盘，点缀上香菜叶即可。

功效 虾仁益气补虚，可改善月经不调带来的畏寒怕冷、头晕心悸。

豆腐拌牛油果

【材料】豆腐120克，牛油果150克，橙子片适量，胡椒碎6克，无盐奶油15克，橄榄油适量

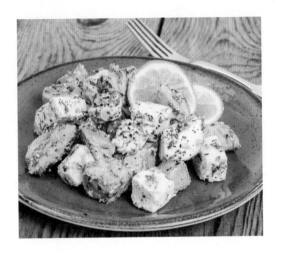

【做法】

1.洗净的豆腐切成块；去皮的牛油果去核，切成块。

2.锅中注入适量清水，放入豆腐，焯水片刻，捞出。

3.取盘，放入牛油果块、豆腐块，倒入橄榄油、无盐奶油、胡椒碎，轻轻搅拌均匀，点缀上橙子片即可。

功效　豆腐为高蛋白食物，与牛油果搭配，可益气和中、养生、强身。

香煎鸭肉

【材料】水发红豆、水发绿豆各20克，水发花生40克，水发薏米35克，白芝麻15克，鸭腿200克，盐、烤肉酱、橄榄油各适量

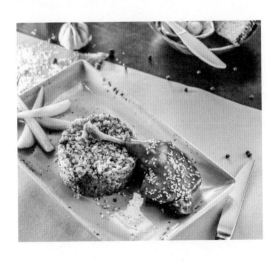

【做法】

1.将红豆、绿豆、花生和薏米放入电饭蒸锅内加水煮熟，取出后捣碎，捏成饼，装盘。

2.锅中注入油烧热，放入鸭腿，煎至熟软，放入盐、烤肉酱，调味，盛放在杂粮饼上，撒上白芝麻即可。

功效　杂粮和肉类均是很好的补益气血的食材。

白带异常背后的大问题

病因与病症

病因：白带是从阴道流出的少量白色黏性分泌物。能防止细菌进入，带有酸味，颜色与白奶油相近。分泌量因人而异，排卵期多为透明、蛋清色的，经前期白奶油色的白带会增加。感染细菌后，因抵抗力下降，阴道出现炎症时，白带就会变成绿色或者咖啡色，并伴有异味。

病症：白带增多，白带有异味，白带颜色有变。

贴心呵护建议

饮食方案

⊙宜补充营养，增强体质，多吃牛奶、鸡蛋、豆浆、瘦肉、动物内脏等。

⊙宜多吃具有健脾祛湿作用的食物，如山药、扁豆、莲子、白果、薏米、蚕豆、绿豆、黑木耳、豇豆、核桃仁、淡菜、芹菜、猪肚、芡实。

⊙忌食海鲜发物。带鱼、黄鱼、虾、蟹等海产品会助长湿热，食用后会加重外阴瘙痒症状，不利于炎症的消退与白带异常病情的减轻。

⊙忌肥甘厚味及甜腻食品，如肥肉、糯米滋粑等，这些食物有助湿增热的作用，会增加白带的分泌量，并影响治疗效果。

生活习惯

●洗得太过于干净反而会引起问题

为保持清洁，洗得太深入内部，会使阴道的自洁作用缺失，清洗时用流水冲洗一下周围就好。内裤需要经常换，防止细菌滋生。

●改掉不规律的生活习惯

为防止感染，性交前后请冲洗。戒烟、防止睡眠不足和疲劳也很重要。

运动调理

◆锻炼下身肌肉群

强健的腿部能有效分担腰背部负担，阻止和缓解腰痛形成。游泳尤其是蛙泳可以主要练习这些肌肉群。此外，游泳还能够保障脊椎间组织的营养供应，维持它的弹性，提高脊椎抵抗外来冲击的能力。

◆控制体重，保护腰椎

正常人的腰椎每天前屈的次数会高达 3000~5000 次。若有个明显的啤酒肚，这些赘肉就像是腰上挂的一个个沙包，会让身体的重心更加向前，既增加了腰椎的负担，又使腰椎深埋在脂肪之中，得不到锻炼。

按摩关元穴

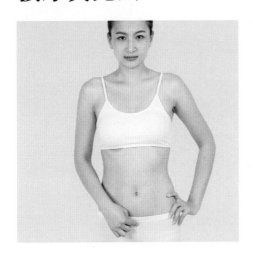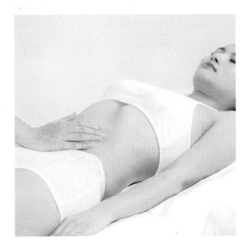

[取穴] 在下腹部，脐中下 3 寸，前正中线上。

[方法] 按揉法或震颤法。按揉法是用指腹和掌根置于一定的部位上进行短时间的按压，再做旋转揉动或边按边揉的方法；震颤法是双手交叉重叠置于关元穴上，稍加压力，然后交叉之手快速地、小幅度地上下推动。

[功效] 先将手掌温热，敷在穴位上，再指压关元穴，可增加刺激时的舒适感。常摩揉关元，也可益肾壮阳。

小贴士

注意白带的气味、颜色和其他症状

　　若白带的气味或者颜色有异味，就需要去医院检查。及时对分泌物进行检查，并且服用相应的药物来治疗。如果存在有外阴瘙痒或者下腹疼痛等症状，请一并告知医生。

羊肉山药汤

【材料】羊肉块300克，山药200克，料酒、葱白、盐、姜片各适量

【做法】

1.将洗净的羊肉块放入沸水中汆烫去血水后，捞出；山药去皮，切长段，装碗备用。

2.将羊肉、山药放入砂锅内，加入水、葱白、姜片、料酒，烧开后撇去浮沫，转用小火烧至羊肉酥烂。

3.加入盐调味后盛出即可。

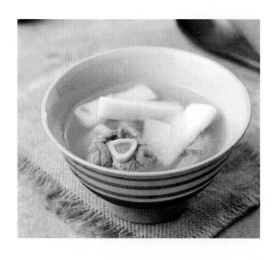

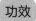

功效

羊肉与山药搭配营养全面，对肾虚型白带异常有很好的食疗作用。

冬瓜薏米排骨汤

【材料】水发薏米75克，冬瓜220克，排骨230克，枸杞适量，姜片少许，盐、鸡粉各3克，料酒5毫升

【做法】

1.去皮洗净的冬瓜切成小块。

2.砂锅中注水烧开，放入薏米、姜片、猪骨、料酒，拌匀，烧开后转小火煮40分钟；倒入冬瓜、枸杞续煮15分钟至食材熟软。

3.放入盐、鸡粉，搅匀调味，把煮好的汤料盛出，装入汤碗中即可。

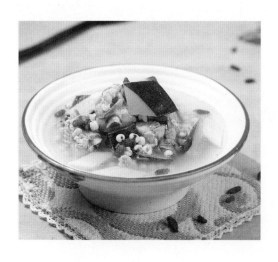

功效

冬瓜、薏米均为利尿祛湿的食材，搭配熬制成汤品对身体有益。

腰果炒猪肚

【材料】熟猪肚300克，芹菜120克，腰果30克，红椒、葱白段各少许，盐、鸡粉各2克，水淀粉少许，食用油、料酒各适量

【做法】

1.熟猪肚洗净切条；红椒洗净去籽，切丝；芹菜洗净切段，焯水，备用。

2.用油起锅，倒入腰果，炸至金黄，捞出；锅中留油，放入猪肚、料酒，炒香；倒入芹菜、红椒、葱白段，炒熟；调入盐、鸡粉、水淀粉，炒匀，盛出后撒上腰果即可。

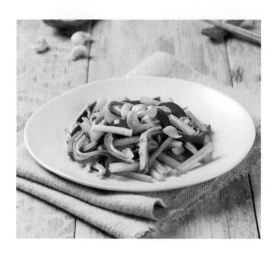

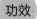 **功效** 新鲜蔬菜有利于增强脾胃功能，改善脾虚型白带异常症状。

蛋黄焗山药

【材料】山药250克，咸蛋黄50克，淀粉30克，葱花适量，食用油适量

【做法】

1.山药去皮，切条；咸蛋黄碾碎。

2.蒸锅中注水烧开，放入山药，蒸熟，盛出，裹上淀粉。

3.锅中注油烧热，放入山药略炸至表面呈金黄色，捞出。

4.另起锅，注油烧热，下蛋黄，翻炒片刻后放入山药，快速拌炒，待山药裹上蛋黄，盛出，撒上葱花即可。

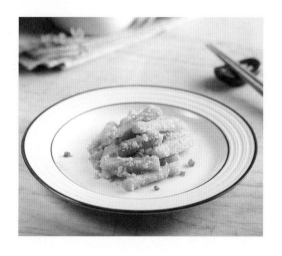

功效 山药是调养脾胃的佳品，食用可补益强身。

身体有发冷症状，应该引起重视

病因与病症

病因：有许多女性从年轻的时开始就身体发冷。身体发冷是因血液循环不畅引起的。随着年龄的增长，身体发冷症状逐渐加剧，这与卵巢功能衰弱导致的女性激素分泌减少有关系。此外，由于自主神经功能失调，导致末梢血管收缩过度，血液循环变差，从而引发身体发冷。压力经常会使得自主神经功能失调。

病症：手脚冰冷，难以入眠，即使温热了也会很快变冷。

贴心呵护建议

饮食方案

⊙冷的食物会让身体变得更加寒冷，蔬菜建议加热后再吃，可多喝热汤来温热身体。

⊙减肥过程中若无法保证营养，会由于营养不足和贫血使得身体变冷，适宜选用能温热身体的生姜、葱等食材，以及富含能促进血液循环的维生素E的食材。另外，请注意膳食均衡。

⊙能调整女性激素水平的中药也常常被使用。若不是因为疾病引起的身体发冷，可检查一下女性激素水平。如果失衡的话，可服用短效避孕药来调节卵巢功能，改善症状。通过服用中药来调整身体的平衡，也可以有效地改善身体发冷症状。需注意的是，应依据不同症状服用对症的中药。当归芍药散适用于手脚冰冷很严重的人群，桂枝茯苓丸适用于潮热多汗的人。另外，人参汤、当归四逆加吴茱萸生姜汤、苓姜术甘汤等也可与激素药物并用。

生活习惯

●用半身浴从内而外温热身体

能实际体会身体变得温暖的方法就是泡澡。洗半身浴，把身体泡在温热的水中，慢慢地从外而内温热身体，也有一定放松效果。

半身浴是一种不易使洗澡水变凉的沐浴方式，但在寒冷的冬季，还是需要快速将头发吹干，迅速钻入被窝，不要让好不易温热的身体再次冷却。

●上半身适当添衣更有温度

日常注意做好添衣保暖工作，内衣要舒适、保暖，套上羽绒服对防风保温有帮助。

运动调理

◆运动肌肉，把血液运送到身体的角落

通过运动肌肉可促进血液循环。不需要特意做强烈运动，可做伸展运动或者是瑜伽来逐渐放松身体，生活中也可做一些比较简单、方便的运动，以步行为首，如转动脚踝、足跟的抬放、

活动脚趾等。俗语说"寒从脚下起"，双脚远离心脏，血液供应不足，久坐不动更会加重血液循环不畅，皮下脂肪层薄，使得机体的保温性能变差，容易发冷。不妨每天甩甩手、动动脚，可以促进身体血液循环和新陈代谢。

医学保健

按摩阳池穴

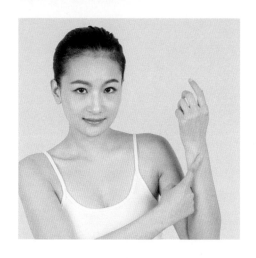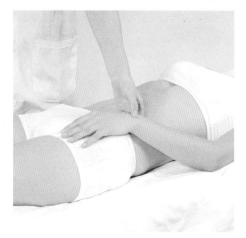

[**取穴**] 阳池穴是手少阳三焦经的常用腧穴之一，在腕背横纹中，当指总伸肌腱的尺侧缘凹陷处。先将手背往上翘，在手腕上会出现几道皱褶，在靠近手背那一侧的皱褶处上按压，在中心处找到一个压痛点，这个点即是此穴。

[**方法**] 用拇指指腹按压，注意力量不宜过大，只要每天坚持刺激阳池穴，便可不再为冬天的来临而发愁。

[**功效**] 可帮助血液循环，平衡激素分泌，使身体变得暖和，进而消除发冷症。

小贴士

补充随着年龄增长而摄取不足的营养和维生素

平时饮食易缺乏的营养物质可通过服用保健食品来补充，比如维生素 E、B 族维生素、维生素 C，以及从 40 岁开始急剧减少的辅酶 Q10，适当补充这些营养素都能有效改善身体发冷症状。

胡萝卜姜丝熘白菜

【材料】白菜300克，胡萝卜30克，姜少许，盐3克，食用油适量

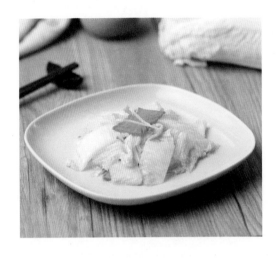

【做法】

1.洗净的白菜切成块，洗净去皮的胡萝卜切成薄片，洗净去皮的姜切成丝。

2.锅中注入食用油烧热，放入白菜，炒至片刻。

3.加入胡萝卜、盐，炒至入味，盛出，撒上姜丝即可。

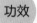
功效

姜属温热食材，有利于机体的血液循环，可达到暖身的目的。

莴笋炒肉

【材料】莴笋200克，瘦肉100克，蒜粒、葱段各少许，盐5克，料酒4毫升，水淀粉、鸡粉、食用油各适量

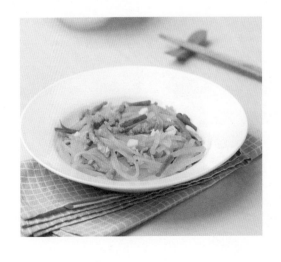

【做法】

1.去皮洗净的莴笋切丝，焯水；洗净的瘦肉切成丝；蒜粒拍碎。

2.肉丝放入碗中，加入盐、鸡粉、水淀粉，拌匀，腌渍10分钟。

3.用油起锅，倒入蒜粒，爆香；放入肉丝、料酒，炒熟；加入莴笋丝、盐、炒匀，盛出后撒上葱段即可。

功效

肉类中含有丰富的脂质和蛋白质，可增强体质，抵御寒凉。

手撕包菜

【材料】包菜600克，干辣椒5克，蒜片少许，食用油、盐、生抽各适量

【做法】

1.洗净的包菜手撕成小片，干辣椒切段。

2.热锅注油，倒入蒜片、干辣椒，爆香。

3.倒入包菜，炒匀，加入少许清水，翻炒至熟软，放入盐、生抽，炒匀，盛出装盘即可。

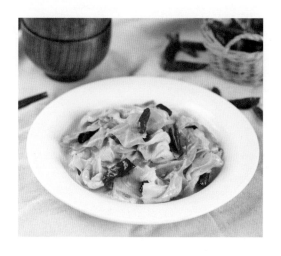

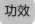 功效　　辣椒与蔬菜搭配，不仅味美，还能起到良好的温补作用。

番茄蛋汤

【材料】番茄150克，鸡蛋1个，葱花少许，盐2克，鸡粉2克，胡椒粉、食用油各适量

【做法】

1.将洗净的番茄对半切开，去蒂，切成瓣；鸡蛋打入碗中，打散调匀。

2.锅中注水烧开，倒入食用油，放入番茄、盐、鸡粉、胡椒粉，用大火煮沸。

3.倒入鸡蛋液，拌匀，撒上葱花，搅匀，将汤盛出，装入碗中即成。

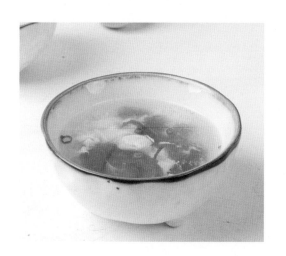

功效　　健脾养胃的汤品也是提升体质的重要法宝。

不孕症的苦恼

病因与病症

病因：女性不孕的病因包括排卵障碍、输卵管异常、不明原因的不孕、子宫内膜异位症和其他如免疫学不孕。女性不孕主要以排卵障碍、输卵管因素、子宫内膜容受性异常为主。

病症：输卵管性不孕，排卵障碍导致的不孕，免疫性不孕。

贴心呵护建议

饮食方案

⊙经常吃坚果、谷类、豆类等富含维生素E的食物。维生素E又称"生育酚"，能够提高女性的生育能力。

⊙控制摄入高蛋白食物以及炸鸡、炸薯条、煎五花肉等高脂肪食物，这些食物容易导致身体发胖，身体发胖就会影响内分泌，使女性月经紊乱、排卵不良。

⊙有生育计划的女性不宜吃素。医学研究证明，女性经常吃素，会对体内激素分泌造成破坏性影响，易使月经周期紊乱或者不排卵，会导致生殖机能异常，甚至较为严重影响生殖能力。

⊙少吃冰激凌、雪糕、冰镇饮料等寒凉食物，这些食物进入女性体内会消耗阳气，导致寒邪内生，侵害子宫，引起宫寒，容易导致不孕。

生活习惯

●缓解过于紧张的情绪

情绪也左右着我们的身体健康。特别是女性，情绪变化比较快，还有生理的特殊性，如经期前后常会感觉到十分烦躁，再加上工作中承受的压力，精神难以彻底放松。如果这种紧张状态和情绪变化持续存在，不能缓解，会导致神经及内分泌系统紊乱。

●切勿盲目服用保健品或雌激素

现在很多女性为了保养，经常服用保健品，殊不知这些保健品可能正在吞噬健康。女性若想补充雌激素，一定要去医院做雌激素水平检测，只有体内雌激素水平偏低时才能适当补充，且必须在医生的指导下进行。

运动调理

◆有规律运动有利于受孕

有规律地运动能够促进女性体内激素的合理调配，确保受孕时女性体内激素的平衡与精子的顺利着床，避免怀孕早期发生流产。备孕的女性和自己的另一半应该在备孕期有规律地运动，慢跑、柔软体操、游泳、太极拳等都是合适的运动。

医学保健

按摩子宫穴

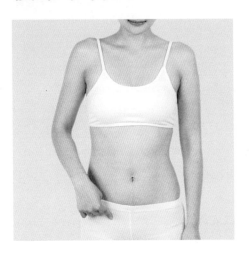 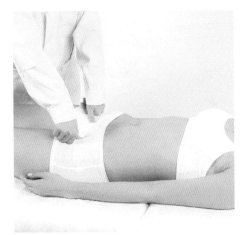

[取穴] 取仰卧姿势，脐下 4 寸、旁开 3 寸处就是子宫穴。

[方法] 用双手的拇指指腹分别轻揉按压腹部左右两侧的子宫穴，按压 5 分钟，以腹腔内有热感为适宜。每日可按摩 1~2 次。

[功效] 能够调节卵巢与子宫的功能，增强子宫的血液供给能力，可以促孕，对因内分泌失调导致的不孕调理效果最为明显。

小贴士

养猫会引起不孕症

养猫最易感染弓形虫病，女性感染弓形虫会引起子宫内膜炎、子宫肌壁损害、输卵管不通、内分泌功能紊乱，进而导致不孕。女性在怀孕时感染弓形虫可能会发生流产、早产。有生子计划的女性，家中最好不养猫或者其他宠物，以预防弓形虫病，避免不孕症，还能减少先天疾病儿和畸形儿的出生。

彩椒拌黄豆

【材料】彩椒85克，水发黄豆100克，葱花少许，盐7克，生抽4毫升，鸡粉、芝麻油各适量

【做法】

1.将洗净的彩椒去籽，切成丁。

2.锅中注水烧开，倒入黄豆，加入盐，盖上盖，煮约5分钟。

3.揭盖，加入彩椒，煮沸，把煮熟的黄豆和彩椒捞出。

4.装碗，放入葱花、盐、鸡粉、生抽、芝麻油，拌匀至入味，盛出即可。

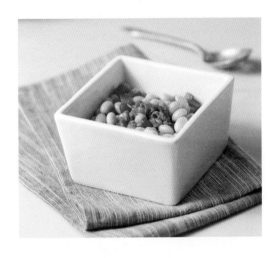

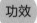

功效 豆类食品可健脾燥湿、化痰调经。

铁板茄子

【材料】茄子2个，红椒1个，欧芹适量，青柠1个，橄榄油适量，盐2克

【做法】

1.茄子洗净，去蒂后切成1厘米厚的圆片；红椒洗净，去蒂，切丁；欧芹洗净；青柠洗净，切块，备用。

2.铁板煎锅烧热，放入橄榄油，放入茄子煎至两面呈金黄色；放入红椒丁，挤入柠檬汁，拌匀后焖煮片刻至茄子熟透，撒入盐，拌匀调味。

3.盛出后装饰上欧芹和柠檬块即可。

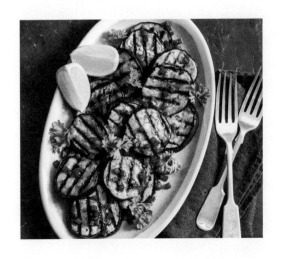

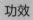

功效 茄子含有维生素E，且能有效控制胆固醇水平，能强健体魄。

腰果炒鸡丁

【材料】鸡肉丁250克，腰果80克，胡萝丁50克，黄瓜丁50克，盐3克，干淀粉5克，料酒7毫升，食用油10毫升

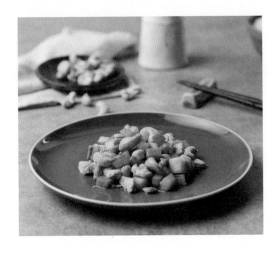

【做法】

1.取一碗，加入干淀粉、料酒，拌匀，倒入鸡肉丁，拌匀，腌渍10分钟。

2.热锅注油，放入腰果，小火翻炒至微黄色，盛出，装盘。

3.锅底留油，放入鸡肉丁，炒至转色，倒入胡萝丁、黄瓜丁、腰果、盐，炒至入味，盛出即可。

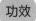 功效 补气益血的食材可改善气血两虚的症状。

干煸豆角

【材料】豆角300克，朝天椒20克，干辣椒15克，大蒜8克，盐、味精、陈醋、食用油各适量

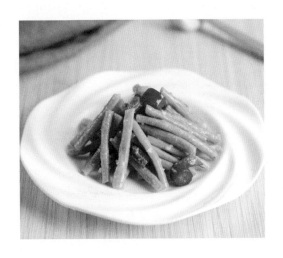

【做法】

1.豆角洗净切段，大蒜洗净切末，朝天椒洗净切圈。

2.热锅注油，烧至五成热，倒入豆角拌匀，小火炸约1分钟至熟，捞出。

3.锅留底油，倒入蒜末、干辣椒煸香，倒入滑好油的豆角，加入盐、味精，再淋入陈醋，翻炒至熟透，盛入盘内即成。

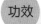 功效 适当食用蔬菜对调理体质有帮助。

当心乳房肿胀与乳腺增生

病因与病症

病因：长在乳房处的硬块，是最为常见的良性现象，由于受到激素影响而出现的乳腺变化。女性激素水平紊乱是主要原因，易出现在 30~40 岁的女性身上，闭经后症状就会消失。

病症：月经前开始疼痛，月经后疼痛消失。

贴心呵护建议

饮食方案

⊙多吃一些玉米、芹菜、大白菜、蘑菇等膳食纤维含量高的食物。膳食纤维能够促进脂肪吸收减少，脂肪合成受到抑制，就会使得雌激素水平下降，有利于乳腺增生的康复。

⊙常吃一些海带、紫菜、白萝卜、橘子、山楂、玫瑰花等食物，这些食物能够疏肝理气，可起到解郁散结的作用，有利于消除乳腺增生。

⊙多吃新鲜蔬果。新鲜的蔬菜和水果富含多种维生素，有利于乳腺增生组织的康复。

⊙少吃肥肉、炸鸡、烤鸭、油饼等脂肪含量比较高的食物。女性摄入比较多的脂肪，能促进身体内某些激素的生成和释放，会刺激到乳房腺体过度增生，导致乳腺增生更为严重。

⊙尽可能不饮酒，不吃辛辣刺激性食物，禁忌饱餐。

生活习惯

●**症状很轻时，没有治疗的必要**

症状很严重时，可服用短期避孕药来稳定激素水平或者服用中药来减轻症状。

●**好心情与健康息息相关**

坏心情会阻碍卵巢的正常排卵，孕激素减少导致雌激素对机体的刺激增强，长期如此会诱发乳腺增生。所以，保持积极向上的好心情相当重要。

运动调理

◆**多运动可以缓解乳腺增生**

运动能够缓解压力、舒缓心情，对调理乳腺增生十分重要；还能消耗过多的脂肪，保持适宜的体重，对乳腺增生的调养十分有益。另外，运动还能够保护肝脏，加强肝脏对过多雌激素的代谢，有利于消除乳腺增生。

◆扩胸运动能够预防乳腺增生

扩胸运动可活动胸大肌,能够增强胸部肌肉的力量,加大对乳房的支持和保护作用。女性坚持每日进行10~20分钟的扩胸运动,不仅可防止胸部下垂,还有利于预防乳腺增生。仰卧起坐、俯卧撑、两臂屈伸等运动的锻炼效果等同于扩胸运动。

医学保健

按摩膻中穴

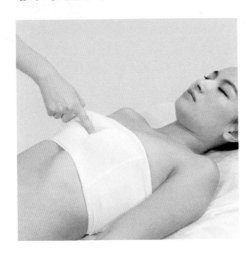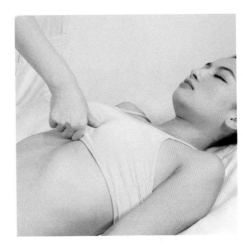

[**取穴**] 膻中穴位于人体两乳头连线的中点处。

[**方法**] 用大拇指的指腹按揉膻中穴,其余四指轻扶体表或握空拳,每次按摩3分钟,每天按摩2~3次,力度以稍有痛感为宜。

[**功效**] 能够平衡雌激素分泌、活血通络、宽胸理气、舒畅心胸,有助于缩小乳腺增生肿块,并且能够减轻增生引起的乳房疼痛。

小提示

流产能够导致乳腺增生

流产使得妊娠突然中断,会使体内的激素水平降低,让刚刚发育的乳腺突然停止生长,腺泡变小直至消失,使乳腺复原。但是这种复原通常不完全,易诱发乳腺增生。临床统计显示,乳腺增生由于人工流产诱发的占40%左右。此外,为了预防乳腺增生,育龄女性应该采取有效的避孕措施,少做人工流产。

青豆玉米炒虾仁

【材料】青豆80克，玉米粒100克，虾仁15个，蒜末、姜片各适量，盐3克，鸡粉2克，料酒、水淀粉各5毫升，食用油10毫升

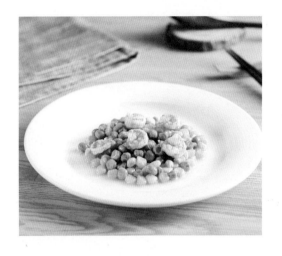

【做法】

1.取一碗，放入洗净的虾仁，加入料酒、盐、水淀粉，拌匀，腌渍片刻；青豆、玉米粒洗净，焯水。

2.用油起锅，倒入蒜末、姜片，爆香；放入虾仁，翻炒片刻，加入料酒，炒匀至虾仁转色；倒入玉米粒、青豆，炒至食材熟透；加入盐、鸡粉，炒匀，用水淀粉勾芡，盛出即可。

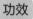 功效
　　适量蛋白质能维持激素代谢，有利于乳房组织的恢复。

芹菜豆皮干

【材料】豆皮110克，芹菜100克，蒜末、葱花、姜片各少许，盐2克，食用油适量

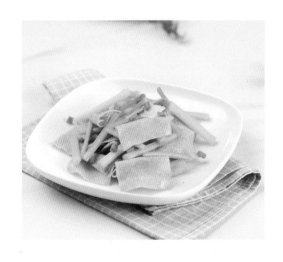

【做法】

1.芹菜洗净切段，豆皮洗净切块。

2.热锅注油烧热，放入豆皮，炸约4分钟至两面呈金黄色，捞出，稍微放凉后切成小段。

3.起油锅，放入姜片、蒜末，爆香；倒入芹菜段，炒香；再放入豆皮段、盐，炒匀，盛出后撒上葱花即可。

功效
　　乳腺增生患者的饮食应以清淡为主，低脂、高纤维食物对乳腺有益。

蜜蒸白萝卜

【材料】白萝卜350克，枸杞8克，蜂蜜50克

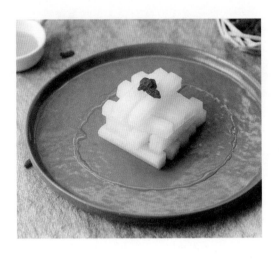

【做法】

1.将洗净去皮的白萝卜切片，备用。

2.取蒸盘，放上白萝卜，摆好，再撒上洗净的枸杞，备用。

3.蒸锅上火烧开，放入蒸盘，用大火蒸约5分钟至白萝卜熟透。

4.揭开盖，取出蒸好的萝卜片，趁热浇上蜂蜜即可。

功效 蔬菜中的营养素能平衡机体过多的动物蛋白，保障内分泌的平衡。

 # 白菜冬瓜汤

【材料】大白菜180克，冬瓜200克，枸杞8克，姜片少许，盐2克，鸡粉2克，食用油适量

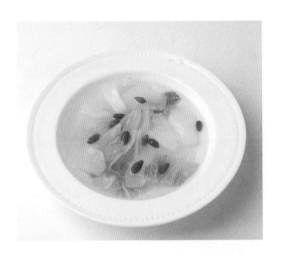

【做法】

1.将洗净去皮的冬瓜切成片，洗好的大白菜切成小块。

2.用油起锅，倒入冬瓜片，翻炒匀，放入大白菜、枸杞、姜片，注入适量清水，烧开后用小火煮5分钟，至食材熟透。

3.加入盐、鸡粉，拌匀调味，将煮好的汤料盛出即可。

功效 饮食中保证足量的蔬菜对乳房健康有利。

神经内分泌失调引起功能失调性子宫出血

病因与病症

病因：①无排卵性功血病因。围绝经期妇女的卵巢衰退，卵泡缺乏，卵巢发育到一定程度即闭锁而无排卵发生。②有排卵性功血病因。卵泡成熟过早，持续性黄体，黄体功能不全或过早萎缩。

病症：月经持续时间延长或月经量增多（大于 80 毫升），但月经周期规律；月经变频，月经期间隔少于 21 天；月经周期不准，间隔时间增长等。

贴心呵护建议

饮食方案

⊙多吃一些新鲜蔬果。蔬菜和水果性多偏凉，有利于止血。

⊙鸭血、猪血等禽畜的血能够止血、养血，对调理功能失调性子宫出血有利。

⊙功血患者经量过多、经期延长，会引起贫血，可以适量多吃一些鱼、肉、蛋、动物肝脏、乳制品。

⊙脾能统血，机体脾脏强健有利于预防身体的异常出血，包括功血。患有此病的女性应该多吃一些能健脾的食物，比如小米、糯米、土豆、山药、红薯、胡萝卜、香菇、豆腐、黄鱼、鲢鱼等。

⊙鱼肉、牡蛎、海蜇、甲鱼、鱿鱼等，具有散血止血的功效，功血患者可适量多食用。

⊙忌吃辛辣刺激性食物。

生活习惯

●注意生活中的小细节

精神放松、保持适中的体重（不瘦不胖）、积极治疗慢性疾病、不要酗酒、饮食规律、适量运动。注意经期卫生，避免过度疲劳，注意保暖及生活规律。

运动调理

◆不宜做强烈的运动

功血患者不宜做强烈运动，因为强烈运动易使卵巢功能失调、性激素分泌失常，可引起盆腔充血，导致月经过多或者出血时间延长，甚至子宫移位的异常改变，还会对功血患者的身体健康造成危害。

◆避免增加腹压的运动

功血患者应该避免增加腹压、震动感强烈的运动，例如疾跑、跳跃、抬杠铃等，这些运动不利于功血的调养。打太极拳、散步等动作轻柔的动作较为适合功血患者，这些运动既能够起到运动的效果，又能够增强功血患者的体质，对改善病情有利。

医学保健

按摩隐白穴

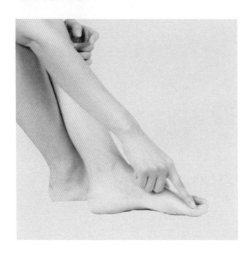
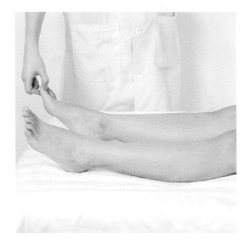

[取穴] 隐白穴在足大趾未节内侧，距趾甲角 0.1 寸处，左右脚各有一穴。

[方法] 用拇指指腹按揉右脚的隐白穴，再按揉左脚的隐白穴，每日各按揉 100 下，力度以能够忍受为准。

[功效] 补脾固本、摄血制崩、调节内分泌，功血患者按摩此穴可以起到明显的止血效果。

小提示

尽可能避免服用避孕药来止血

避孕药是一种激素类药品，服用避孕药来止功血易出现停药后出血、经量过少或者闭经、体重增加、面部色斑增加等副作用。此外，避孕药含有雌激素，服用任何雌激素类药品对身体都是有害的，易引发乳腺癌等疾病。功血患者应该到医院接受检查，根据自身的病情，听取医生的建议，选择正确的治疗方法。

红薯汤

【材料】红薯250克，面包丁50克，红糖块10克，葱花少许

【做法】

1.洗净去皮的红薯切成块，装碗，加入清水浸泡30分钟。

2.将红薯放入深锅中，一次性加足清水煮至熟透。

3.将锅中的红薯捣成碎泥，放上红糖块，煮至溶化，盛出后放入面包丁，撒上葱花即可。

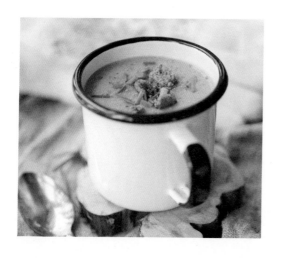

功效

红薯具有补虚乏、益气力、健脾胃的良好养生功效。

 # 丝瓜豆腐汤

【材料】豆腐250克，去皮丝瓜80克，姜丝少许，盐、鸡粉各1克

【做法】

1.洗净的丝瓜切厚片，洗好的豆腐切成块。

2.沸水锅中倒入姜丝，放入豆腐块、丝瓜，稍煮片刻至沸腾。

3.加入盐、鸡粉，拌匀，煮约6分钟至熟透。

4.盛出煮好的汤，装入碗中即可。

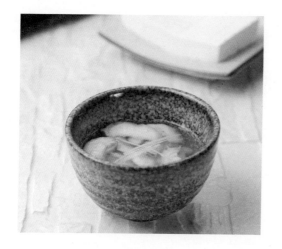

功效

丝瓜与豆腐都有较佳的强健脾胃、凉血止血功效。

酿豆腐

【材料】豆腐160克，洋葱70克，青椒30克，红椒30克，盐4克，橄榄油8毫升

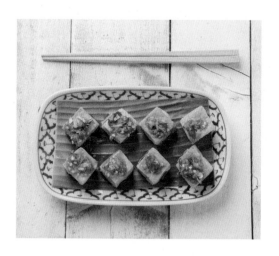

【做法】

1.洗净的豆腐切成小方块；洗净的洋葱切碎；洗净的青椒、红椒去籽，切碎。

2.备好碗，放入洋葱碎、青椒碎、红椒碎、盐、橄榄油，拌匀，做成馅泥，把豆腐摆放在盘中，浇上馅泥。

3.取蒸锅，放入豆腐，蒸至熟软即可。

功效　豆腐搭配蔬菜，口感更丰富，营养更全面。

土豆炖排骨

【材料】排骨255克，土豆135克，葱段、姜片各少许，料酒10毫升，盐2克，鸡粉2克，生抽4毫升，食用油适量

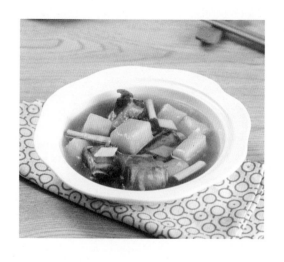

【做法】

1.洗净去皮的土豆切成块；排骨洗净，汆水，备用。

2.用油起锅，倒入葱段、姜片，爆香，倒入排骨、料酒，翻炒片刻；倒入土豆块、生抽、水，盖上盖，大火煮开后转小火炖煮30分钟。

3.加入盐、鸡粉，翻炒调味，关火后盛出即可。

功效　补益食材能改善失血过多导致的贫血症状。

多囊卵巢综合征，没你想得那么可怕

病因与病症

病因：下丘脑异常患者由于其下丘脑无法实现正常运行，会使卵巢内的分泌也出现异常，使卵巢无法排出正常的卵子，使患者的生育能力受到不良的影响，当患者的肾上腺出现异常现象的时候，其肾上腺就会分泌大量的雄激素，使卵巢无法正常工作。此外，胰岛素抵抗、高胰岛素血症等疾病也会引发多囊卵巢。

病症：月经失调；多毛与肥胖；双侧卵巢增大；不孕。

贴心呵护建议

饮食方案

⊙多吃一些新鲜蔬果、菌藻等富含膳食纤维的食物，对多囊患者体内激素水平异常所导致的高脂血症以及心脑血管意外等有辅助防治作用。

⊙适当减少糖类的摄入量，每天糖类的摄入总量不宜超过 35 克，这种低热量饮食有利于控制多囊患者的体重。

⊙应该给予高蛋白饮食，如鱼类、豆类，以增加饱腹感，有助于减少多囊患者热量的摄入，有助于多囊患者长期控制体重。

⊙禁忌甜食、油炸或者高脂肪类饮食，酒类也不宜多饮，而且勿过饱。

⊙应该少吃饼干、起酥面包、薯片、珍珠奶茶，这些食物有一个共同的特点，含有比较多的反式脂肪酸，易导致多囊卵巢综合征或者加重多囊卵巢综合征的病情。

生活习惯

●患者心态护理

多囊卵巢患者应该保持心情放松，心态平稳。治疗多囊卵巢综合征需要的是耐心，要用积极的心态对待疾病，不骄不躁。

运动调理

◆育龄多囊卵巢综合征运动方法

运动应以步行为主，体重正常者可每分钟走 110 步左右，肥胖者可每分钟走 120~150 步，前 2 周运动时间以每日 30 分钟为宜，之后渐渐延长至每日 1 小时，早晚各 1 次。有利于促进正常排卵，提高受孕率。

◆**青春期多囊卵巢综合征运动方法**

应该选择有氧运动，以慢跑、跳绳、打排球等运动为主，同时配合仰卧起坐、下蹲起立、举哑铃等力量性练习，有利于增强患者的体质，改善发胖的体形，促进月经不调的恢复。

医学保健

按摩天枢穴

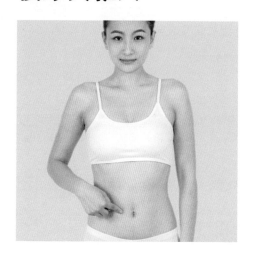 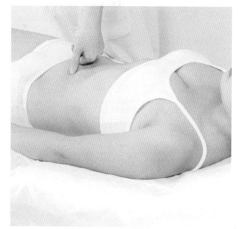

[取穴] 天枢穴位于人体中腹部，肚脐向左右各 3 指宽处。

[方法] 用拇指指端回环揉动左侧的天枢穴 50 次，再揉动右侧的天枢穴 50 次。注意两侧均为逆时针和顺时针方向各重复 1 次。可以早晚各按摩 1 次。

[功效] 能够帮助多囊患者消脂减肥。多囊患者体重减轻，可以减少体内的雄激素含量，排卵的概率会大有提高。

小提示

多囊卵巢综合征容易引发子宫内膜癌

年轻的子宫内膜癌患者中有 19%~25% 的人患有多囊卵巢综合征。这是由于多囊患者不能规律排卵，体内长期缺乏黄体素去抵抗过剩的雌激素，使得子宫内膜长时间受到雌激素的过度刺激，进而易引发子宫内膜癌。患有多囊卵巢综合征的女性应该好好治疗和控制病情，以预防子宫内膜癌。

芥末三文鱼

【材料】三文鱼100克，芝麻菜5克，芥末酱料10克，酱油4毫升

【做法】

1.处理好的三文鱼切碎，装碗。

2.淋上酱油，挤上芥末酱料，点缀上芝麻菜即可。

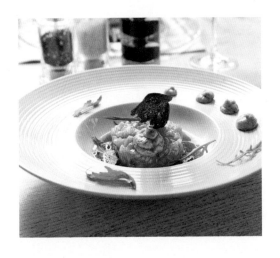

功效
　　三文鱼是理想的强身食材，美味鲜嫩又能强化心脑血管功能。

鲤鱼汤

【材料】鲤鱼350克，豆腐200克，姜丝少许，盐3克，食用油适量

【做法】

1.豆腐洗净，切成块。

2.用油起锅，放入处理好的鲤鱼，将两面煎至焦香；倒入适量清水，放入姜丝，用大火煮开后续煮30分钟；放入豆腐续煮至食材熟软。

3.放入盐，搅匀调味，关火后盛出即可。

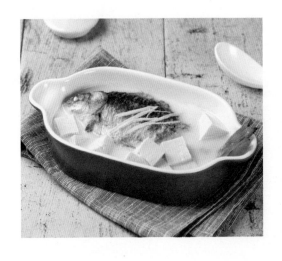

功效
　　鲤鱼和豆腐都能给机体补充蛋白质，促进营养的吸收。

红豆红薯汤

【材料】水发红豆20克，红薯200克，白糖4克

【做法】

1.洗净去皮的红薯切成丁。

2.砂锅中注水烧开，倒入洗净的红豆，拌匀，煮40分钟至食材熟软。

3.倒入红薯，拌匀，煮15分钟至红薯熟透。

4.加入白糖，拌匀，煮至白糖完全溶化，关火后盛出煮好的汤料即可。

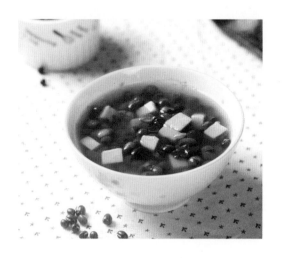

功效　膳食纤维丰富的食材能增加饱腹感，减少进食量，可控制体重。

蒜苗炒口蘑

【材料】口蘑250克，蒜苗2根，朝天椒圈15克，姜片少许，盐、鸡粉各1克，蚝油5克，生抽5毫升，水淀粉、食用油各适量

【做法】

1.口蘑洗净，切片，焯水；蒜苗洗净，斜刀切段。

2.起油锅，倒入姜片、朝天椒圈，爆香；倒入口蘑、生抽、蚝油，翻炒至熟；倒入蒜苗，翻炒至熟。

3.加入盐、鸡粉，拌匀；用水淀粉勾芡，翻炒至收汁，盛出菜肴，装盘即可。

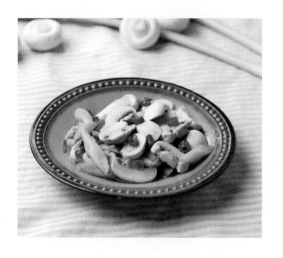

功效　新鲜蔬菜营养丰富，能够增强体质。

水肿为什么会让女性感到困扰

病因与病症

病因：血液循环不畅，体内堆积多余的水分就会引起水肿。原因包括身体发冷、运动不足、睡眠不够、过量摄取盐分、年龄增大所引起的代谢低下等，有时也源自心脏病、肾脏病、甲状腺功能异常等。孕酮在体内有储存水分的作用，经期前孕酮分泌增多，也特别易水肿。

病症：早晨眼睑和脸都有水肿；傍晚鞋子会变紧；脚上会留下袜子的勒痕。

贴心呵护建议

饮食方案

⊙有水肿的时候，水分没有办法输送到被需要的地方，肌肤易变得干燥。不需要减少水分的摄取，而是要更多地补充水分。重要的是需要多喝水多排尿。

⊙为了能够排尿，可选用有利尿作用的食物，如黄瓜、玉米、红豆等。由于盐分过量会导致水肿，请注意控制盐分的摄入。

⊙高盐高糖和富含淀粉的食物都会导致水分滞留在体内，饮食的均衡非常重要。

生活习惯

●洗半身浴放松、出汗

把身体中多余的水分排出体外，简单有效的方法就是泡澡。长期洗半身浴身心能够得到放松，对消除疲劳也有好处。

●改善生活习惯，治疗源头病症

水肿是身体疲惫的信号，需要好好休息和睡眠。在这个基础上需改善生活习惯，控制盐分和酒精的摄入量，做适当的运动。若有原发病，请结合病进行治疗。

●纠正不良习惯

熬夜和睡前喝太多水等不良习惯都会引发水肿，生活中应多加注意，及时改正不良习惯。

运动调理

◆积极运动身体，推荐做深呼吸

1. 尽可能步行，用走楼梯代替坐电梯，时不时从椅子上站起来伸展身体，让自己有意识地动起来吧。运动可锻炼肌肉，也可促进血液循环。

2. 可推荐的轻便运动是深呼吸。在肺部周围，由肌肉支撑活动。呼吸时调动的肌群很多，积极调动的话，可促进血液循环，也可采取唱歌的方式。

　　3. 如跑步等强度比步行要高的运动有利于身体排汗，促进体内水分挥发，也能加速新陈代谢，帮助水分以尿液的形式排出，这对减轻水肿也有帮助。

- -

医学保健

按摩阴陵泉穴

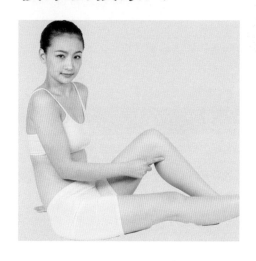 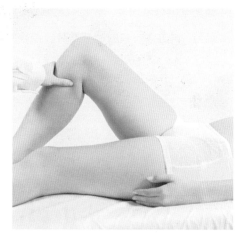

[取穴] 手指从脚踝内侧沿着小腿骨往上，滑到膝盖下方的位置即为穴道。

[方法] 用拇指指腹以会略感到疼痛的力道慢慢按压，按压 20 次左右。

[功效] 可以排出体内多余水分的穴道，可有效消除脸部水肿、改善腹泻和消化不良。

小贴士

避孕药和中药同服能有效改善水肿

　　补充不足的雌激素，可使得多余的水分排出体外。对于 30 多岁的女性而言，短期口服避孕药是十分有效的。一开始，水肿很易加重，可和中药一起服用。针对水肿可用五苓散、防己黄芪汤等。

黄瓜沙拉

【材料】黄瓜1根，薄荷叶20克，白芝麻少许，盐3克，胡椒碎2克，橄榄油适量

【做法】

1.洗净的黄瓜去蒂，切成块；洗净的薄荷叶切成丝。

2.备好碗，放入黄瓜块、薄荷叶丝、盐、胡椒碎、橄榄油、白芝麻，搅拌至均匀即可。

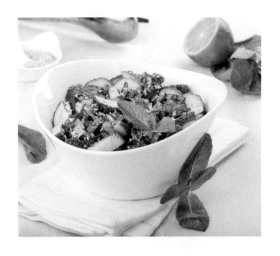

功效 黄瓜口感爽脆，还能清热利湿、消肿排毒。

 # 芦笋玉米番茄汤

【材料】玉米200克，芦笋100克，番茄100克，盐、鸡粉各2克，食用油少许

【做法】

1.洗净的芦笋切成段，洗好的玉米切成小块，洗净的番茄切成小块。

2.砂锅中注水烧开，倒入玉米块、番茄块，煮沸后用小火煮约15分钟，至食材熟软。

3.倒入芦笋，放入食用油、盐、鸡粉，拌匀调味，续煮至食材熟透即可。

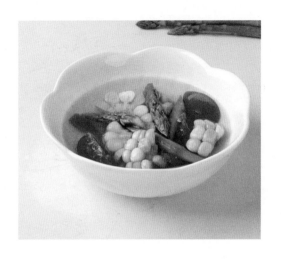

功效 用蔬菜简单熬煮的清汤适合四季食用，清热利水，补益脾胃。

红豆汤

【材料】水发红豆150克，红糖10克

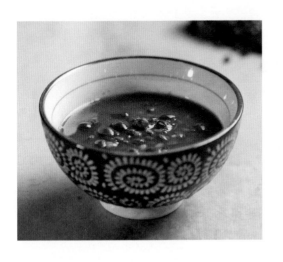

【做法】

1.砂锅中注入适量清水烧开，倒入洗净的红豆，烧开后用小火煮约60分钟，至食材熟透。

2.放入适量的红糖，拌匀，用中火略煮至红糖溶化。

3.关火后盛出煮好的红豆汤，装在碗中即成。

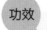
功效　食用红豆可清热解毒，利尿消肿。

草菇花菜炒肉丝

【材料】草菇70克，彩椒20克，猪瘦肉240克，花菜180克，姜片、蒜末、葱段各少许，盐、生抽、料酒、水淀粉、食用油各适量

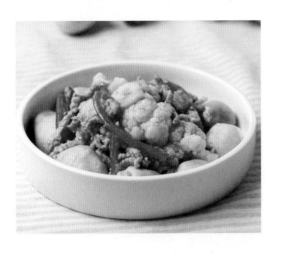

【做法】

1.草菇洗净对半切开，焯水；彩椒洗净切丝；花菜洗净切小朵，焯水；猪瘦肉洗净切丝，用料酒、盐、水淀粉、食用油，拌匀，腌渍片刻。

2.用油起锅，放入姜片、蒜末、葱段，炒香；倒入肉丝，炒至变色；倒入草菇、彩椒、花菜，炒匀；加入盐、生抽、水淀粉，炒至入味，盛出即可。

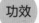
功效　蔬菜可改善体内毛细血管功能，减轻水肿。

内分泌失调是宫颈癌的"帮凶"

病因与病症

病因：最新医学表明，子宫颈部的癌症是由人乳头瘤病毒（HPV）感染引起的。只要有过性经验的人，跟年龄大小无关，都有可能患上此病，20~30岁的女性是高发人群。

病症：癌症恶化之前不会出现任何症状，因此早期发现只能通过筛查。恶化时会出现带粉色或者棕色的白带，恶化加剧时会出现腰痛、排尿痛等症状。

贴心呵护建议

饮食方案

⊙应尽可能地补给营养物质，蛋白质、糖、脂肪、维生素等均可合理食用。

⊙当患者阴道出血多时，应多食用补血、止血、抗癌的食品，如莲藕、薏苡仁、山楂、黑木耳、乌梅等。

⊙当患者白带多水样时，宜滋补，可多食甲鱼、鸽蛋、鸡肉等。当患者带下多黏稠，气味臭时，宜食清淡利湿之品，如薏苡仁、红小豆、白茅根等。

⊙饮食调养以补气养血，生精填精之膳食，如山药、桂圆、桑椹、枸杞、猪肝、甲鱼等。

生活习惯

●做好清洁

保持外阴清洁干燥，防止感染是女性防止子宫肌瘤的最基本措施，做好外阴清洁可以防止病原体进入子宫而引发子宫肌瘤。

●积极避孕

人工流产会严重损伤子宫，增加女性患子宫肌瘤的概率。因此，在生活中，要采取避孕措施，减少人流的次数。因为流产次数多，会给患者的子宫修复带来一定的危害，容易导致子宫肌瘤的发病。

●适当控制性生活

性生活过于放纵会给子宫健康带来隐患，特别是性生活不洁，可以让病原体经阴道进入子宫腔内，导致子宫内膜感染，引起子宫肌瘤。

运动调理

◆适度的运动

一般适合打太极、散步、做保健操等，通过这种柔和的锻炼，逐渐增加患者的食欲，恢复身体机能。进行锻炼时间不要过长，以免引起过度劳累，进行适宜规律的保健运动，才对身体有益，还能调节心情。另外，多参加集体活动也有利于调整心情。

按摩子宫穴

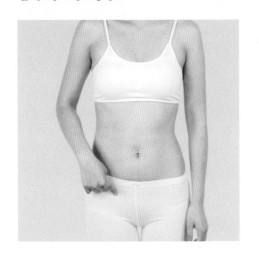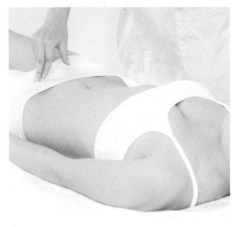

[取穴] 在下腹部，脐中下 4 寸，前正中线旁开 3 寸，趾骨联合中点上缘上 1 横指，旁开 4 横指处即是。

[方法] 用拇指和中指指腹分别垂直轻揉左右两侧的子宫穴，每次 3~5 分钟。

[功效] 可以治疗女子不孕、子宫脱垂、子宫肌瘤等生殖系统疾病。

小提示

宫颈癌风险提高的原因：

◎未曾接受宫颈癌筛检

◎有多个性伴侣

◎怀孕、生产次数比较多

◎长时间服用避孕药

清炖甲鱼

【材料】甲鱼块400克，玉竹适量，姜片、枸杞各少许，盐、鸡粉各2克，料酒6毫升

【做法】

1.甲鱼块洗净，汆水，备用。

2.砂锅中注水烧开，倒入甲鱼块，放入洗净的枸杞、玉竹、姜片，拌匀，再淋入料酒，煮沸后转小火煲煮约40分钟，至食材熟透。

3.加入盐、鸡粉，拌匀，续煮片刻至入味，关火后盛出即可。

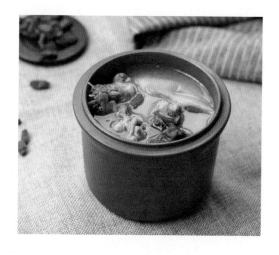

功效 　补益食材能够增强体质，提高机体免疫力。

 # 西洋参枸杞汤

【材料】西洋参15克，红枣20克，枸杞15克，白糖10克

【做法】

1.砂锅中注水烧开，倒入备好的西洋参、红枣、枸杞，盖上盖，用小火煮约20分钟。

2.揭开盖，放入白糖，搅拌匀，煮至溶化。

3.关火后盛出煮好的汤料，装入碗中即可。

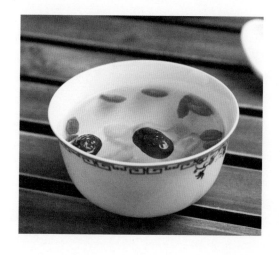

功效　本品益气补虚、活血化瘀，能消炎抗癌。

玫瑰山药

【材料】山药150克，奶粉20克，玫瑰花5克，白糖10克

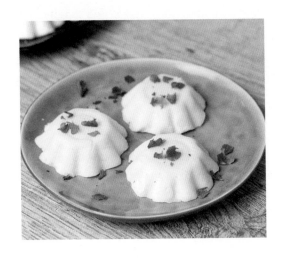

【做法】

1.山药洗净，去皮，切块。取电蒸锅，放入山药，蒸20分钟至熟，取出后装进保鲜袋，倒入白糖、奶粉，拌匀将山药压成泥状。

2.取出模具，逐一填满山药泥，用勺子稍稍按压紧实，待山药泥稍定型后取出，撒上玫瑰花瓣即可。

功效 山药、玫瑰不仅美容养颜，还能帮助排毒强身。

银耳猪肝汤

【材料】水发银耳20克，猪肝50克，小白菜20克，葱段、姜片各少许，盐3克，淀粉2克，酱油3毫升，食用油适量

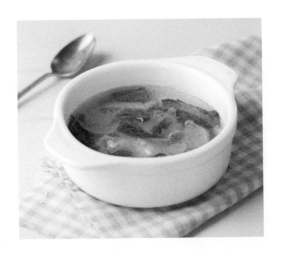

【做法】

1.银耳洗净，切碎；猪肝洗净，切片，放入盐、淀粉、酱油腌渍片刻；小白菜洗净，切段。

2.锅中注油烧热，放入姜片、葱段，爆香；放入银耳、猪肝，加水，用中火煮约10分钟至熟。

3.放入小白菜，煮软；加入盐调味，拌煮至入味，关火后盛出即可。

功效 凉血止血的食材可改善炎症体质。

怎样赶走健忘

病因与病症

病因：随着年龄增长，人体雌激素分泌减少，使大脑的功能也随之减弱。另外，超负荷工作会使得记忆力下降。因为健忘是大脑传达疲劳的信号，健忘症状增多了的话，请先试着放松一下身心。

病症：叫不出他人的名字；明明是近期发生的事，却想不起来；经常不记得东西放在哪里。

贴心呵护建议

饮食方案

⊙用根菜类食谱来提升大脑的活力。根菜类食物能够醒脑，补充精力，可选择莲藕、牛蒡、山药等食材。

⊙花生、南瓜籽、核桃等坚果类食物能滋补健脑、改善血液循环、增强记忆力。

⊙防止大脑老化中起到重要作用的是 DHA、EPA 等必需脂肪酸。青花鱼和沙丁鱼等鱼类中富含这两种营养素。食补是最为理想的，但是也可服用保健品来补充。

⊙银杏叶提取物能够改善大脑血液循环，帮助恢复记忆力。

⊙牛奶富含钙及大脑所必需的氨基酸。而且牛奶中的钙最易被人体吸收，是脑代谢不可缺少的重要物质。

⊙咖啡因和酒精会恶化健忘症状，请尽可能控制食用量。

生活习惯

●香气能够刺激大脑，提高记忆力

香气能够直接刺激到大脑边缘系统，对自主神经功能和情绪产生影响。喜欢的香气能够使心情大好，身心得以放松。迷迭香被认为能够提高记忆力；罗勒能够提高注意力，提高工作和学习效率。

●减轻压力

工作压力过大、不规律的生活习惯（如熬夜等）等都会加重精神紧张，引发健忘。因此，要注意调节生活的节奏，保持心情舒畅，借助舒缓的音乐和提升睡眠质量来减轻压力。

运动调理

◆拉伸运动促进全身血液循环，活化大脑

通过拉伸运动来促进全身血液循环，对活化大脑是十分重要的。感受到疲劳时，保持坐姿

进行拉伸运动，使得大脑清醒。

醒脑的拉伸运动：

1. 坐在椅子上，双手在身后交叉。

2. 深吸气，把双手在身后举高。屏住气，坚持不下去时，瞬间吐气放松。

按摩太溪穴

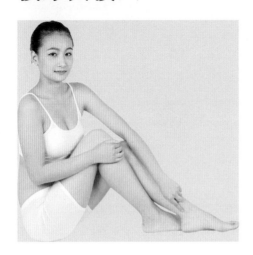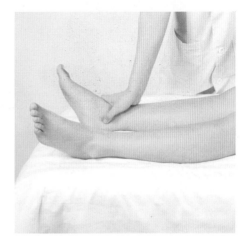

[**取穴**] 位于足内侧，内踝后方与脚跟骨筋腱之间的凹陷处。

[**方法**] 以拇指或食指指腹来着力，按压时力度适中，以酸、麻为主，但不能疼痛，按压 5~10 分钟即可。

[**功效**] 按压太溪穴有利于保护肾脏，达到保养身体、防止健忘的功效。

小贴士

补充雌激素，预防大脑老化

因雌激素减少导致的健忘症可通过补充雌激素来解决。试一试短期口服避孕药或者雌激素药剂吧。

加强能够提升记忆力的训练

1. 睡前回想一下当天发生的事情，或想一想前一天吃了什么，养成回想的习惯。

2. 吃饭时多咀嚼，多活动手脚，潜意识地去做这些事情，可预防大脑老化。

番茄酱沙丁鱼

【材料】沙丁鱼200克，番茄酱30克，葱花7克，香菜6克，柠檬片10克，盐、橄榄油各适量

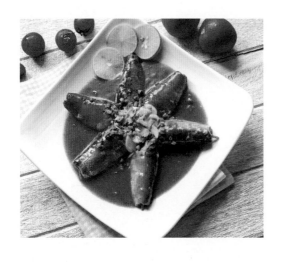

【做法】

1.鲜冻的沙丁鱼自然解冻，去头、去内脏，去除里面的黑膜和鱼骨上的鱼线。

2.热锅中倒入橄榄油，放入处理好的沙丁鱼，煎至两面金黄，装碗。

3.调入盐，淋上番茄酱，撒上葱花、香菜，摆上柠檬片即可。

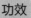 功效　沙丁鱼营养价值高，对脑部神经具有良好的调节作用。

 # 莲藕炒肉丁

【材料】莲藕300克，瘦肉150克，盐3克，料酒4毫升，橄榄油适量，罗勒叶少许

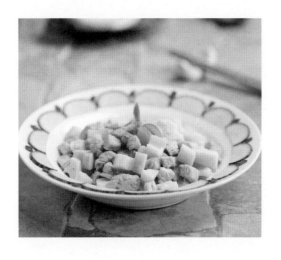

【做法】

1.洗净去皮的莲藕切成丁，焯水断生；洗净的瘦肉切成丁，备用。

2.锅中注入油烧热，放入瘦肉丁，炒至熟；放入莲藕，炒熟。

3.加入料酒，翻炒；调入盐，炒至入味，盛出，点缀上罗勒叶即可。

功效　莲藕养心健脾，猪肉益智醒脑，搭配食用营养佳。

牛蒡丝瓜汤

【材料】牛蒡120克，丝瓜100克，姜片、葱花各少许，盐2克，鸡粉少许

【做法】

1.洗净去皮的牛蒡切滚刀块，洗好去皮的丝瓜切滚刀块。

2.锅中注水烧热，倒入牛蒡、姜片，搅匀，用小火煮约15分钟至其熟软。

3.倒入丝瓜，拌匀，转大火煮至熟透；加入盐、鸡粉，搅匀调味，盛入碗中，撒上葱花即可。

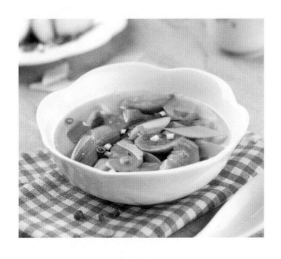

功效 蔬菜中含有丰富的营养素，能使机体气血通畅，活力倍增。

猪血山药汤

【材料】猪血270克，山药70克，葱花少许，盐2克

【做法】

1.洗净去皮的山药用斜刀切厚片，洗好的猪血切小块，备用。

2.锅中注水烧热，倒入猪血，拌匀，汆去污渍，捞出，沥干水分。

3.取锅注水烧热，倒入猪血、山药，用中小火煮约10分钟至食材熟透。加入盐，拌匀，关火后盛出，撒上葱花即可。

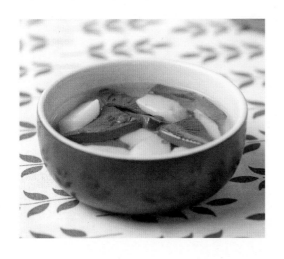

功效 山药可增强神经细胞活性，能改善健忘。

出现焦躁该怎么办

病因与病症

病因：进入更年期之后，雌激素大大减少，从而导致心理方面的不安定。经期前焦躁是常见的症状，这是因为排卵后至月经来潮的期间，雌激素分泌减少、黄体素分泌增加的缘故。

病症：经期前烦躁；为了小事情生气；焦躁、不安，变得易怒。

贴心呵护建议

饮食方案

⊙焦躁的时候肝脏正处于疲劳状态，注意选择少油、清淡的饮食。

⊙多补充营养素，如 B 族维生素、维生素 C、钙及镁等。B 族维生素对神经系统功能有促进作用，可改善大脑功能，缓解焦虑。菠菜、香蕉、牛奶等都是不错的饮食选择。柑橘类水果中则富含维生素 C。

⊙避免食用含咖啡因、酒精的食物以及辛辣刺激的食物，它们会对神经系统造成刺激，不利于情绪稳定。

生活习惯

●用足浴或半身浴来温热下半身

身体发冷时，神经会十分紧张，没有办法做到放松。用足浴或半身浴来温热身体，可放松大脑。可试着在水中滴上数滴芳香精油。

●用喜欢的香气来减轻精神疲劳

香气有减轻神经疲劳、放松身心的效果。试一试把喜欢的香气喷在手帕上随身带着，或放在枕边。薄荷或迷迭香、柑橘系的香气能够使身心焕然一新，薰衣草、依兰香、茉莉花等香气能够镇定心神。

●学会自我疏导，帮助消除轻微焦虑

平时生活的压力太大，会导致自律神经混乱，心理障碍也会更加严重，还会影响到身心的疲劳程度，需要多加留意。意识到自己出现焦虑心理时要勇于正视它，并及时树立起消除焦虑的心理信心。

●放缓工作节奏

若发现自己焦躁的情绪和月经周期有关，就要避免那段时间安排满满的工作,适当放松心情吧!

运动调理

◆ **焦躁导致的失眠，用头部按摩来让身心舒畅**

焦躁情绪会影响睡眠质量。睡不着时，可缓慢地进行刺激头皮的按摩，头会变得很轻，易入睡。比如按摩百会穴、风池穴、劳宫穴等。

医学保健

按摩风池穴

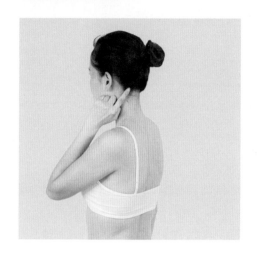
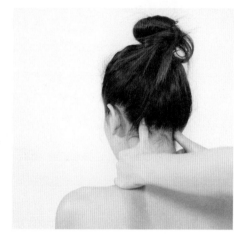

[**取穴**] 位于后头骨下，至枕骨下缘凹陷处。

[**方法**] 将双手放于颈部，用拇指指腹点按风池穴，有酸麻胀痛感为宜，按揉1~3分钟。

[**功效**] 按摩风池穴可以调节自律神经，使人在较短的时间内把身体里的气释放出来，有助于安抚紧张的情绪。

小贴士

焦躁情绪十分严重时口服短期避孕药来改善症状

应付经前期综合征和"更年期"的焦躁，短期口服避孕药十分有效。不需要忍耐，请前往医院检查。根据症状，也可以按照医嘱使用精神安定剂。

莲子银耳汤

【材料】莲子15克，水发银耳60克，枸杞7克，冰糖8克

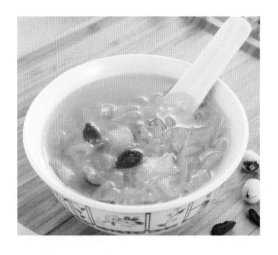

【做法】

1. 切去水发银耳中呈淡黄色的部分，冲洗干净。

2. 将莲子、枸杞冲洗干净。

3. 将银耳、莲子、枸杞放进隔水紫砂炖盅炖2小时，出锅前加入冰糖拌匀至溶化即可。

功效　润燥益气的汤品对精神调养以及改善皮肤粗糙问题颇有益处。

 # 蒸蛋

【材料】鸡蛋3个，鸡胸肉70克，培根20克，菠菜叶适量，盐3克，橄榄油适量

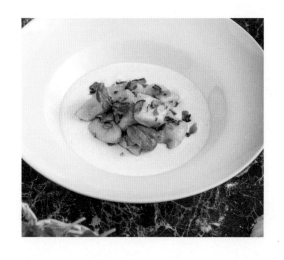

【做法】

1. 鸡胸肉洗净切块，培根切小块。

2. 起油锅，放入鸡胸肉，炒至香酥，盛出；再放入培根，炒香，盛出。

3. 鸡蛋打入蒸碗中，加入盐、温水，拌匀，用勺子舀走表面的浮泡。

4. 蒸锅中放入适量水烧开，放入蒸碗，中火蒸约10分钟，取出，加入鸡胸肉、培根，点缀上菠菜叶即可。

功效　补充蛋白质可提升机体免疫力，强健身心。

冰糖香蕉粥

【材料】去皮香蕉250克，水发大米300克，冰糖15克

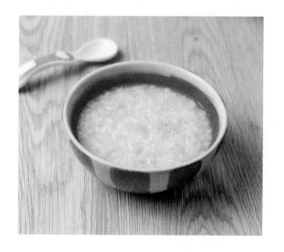

【做法】

1.洗净的香蕉切丁。

2.砂锅中注入适量清水烧开，倒入大米，拌匀，大火煮20分钟至熟。

3.揭盖，放入香蕉、冰糖，续煮2分钟至食材熟软。

4.揭盖，搅拌均匀，关火，将煮好的粥盛出，装入碗中即可。

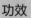
功效　　香蕉具有养心安神的功效，可以帮助大脑减少忧虑情绪。

葡萄柚汁

【材料】葡萄柚300克，蜂蜜少许

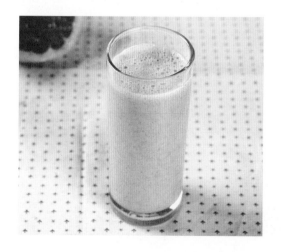

【做法】

1.葡萄柚掰开，切去膜，取出果肉，备用。

2.取榨汁机，倒入葡萄柚、蜂蜜，注入适量纯净水。

3.盖上盖，选择"榨汁"功能，榨约30秒。

4.将榨好的果汁滤入杯中即可。

功效　　葡萄柚香味浓郁，可提神醒脑、抗忧虑。

更年期综合征，积极应对

病因与病症

病因：女性特征和生理功能都与卵巢所分泌的雌激素有密切关系，卵巢功能衰竭或卵巢被破坏，卵巢分泌的雌激素就会显著减少。女性全身有 400 多种雌激素受体，它们分布在女性身体的众多组织和器官中，接受雌激素的控制和支配。而雌激素的减少会引发器官和组织的退行性变化，出现一系列不适症状。

病症：月经周期延长，经量减少，最后绝经。

贴心呵护建议

饮食方案

⊙经常吃一些红薯、南瓜、圆白菜、胡萝卜、西蓝花、橙子、蓝莓、杏仁、金枪鱼等具有抗氧化作用的食物，对防治更年期综合征有利。

⊙钙有抑制脑神经兴奋的作用，能够使人情绪保持稳定，有助于改善更年期的烦躁易怒。经常喝一些牛奶是补钙的最好选择。

⊙每日应该吃一小块豆腐或喝 1~2 杯豆浆，因为豆制品富含植物雌激素——大豆异黄酮，可以改善多种更年期不适症状。

⊙减少食用辣椒、胡椒粉、咖喱粉、酒等辛辣刺激性食物，这些食物会加重更年期综合征的症状。

⊙忌吃动物内脏、肥肉等高脂肪、高胆固醇食物，以免引发更年期高发的心脑血管疾病。

生活习惯

●起居调养法

生活应该要有规律，注意劳逸结合，保证充足的睡眠，但是不宜过多卧床休息。身体尚好时应主动从事力所能及的工作和家务，或者参加一些有益的文体活动和社会活动，如打太极拳等，以丰富精神生活，增强身体素质，保持和谐的性生活。

●心理调养法

更年期是一个正常的生理变化过程，可持续几个月甚至几年，因此出现一些症状是不可避免的，不必过分焦虑，要解除思想负担，保持豁达、乐观的情绪。多参加一些娱乐活动，以丰富生活乐趣。注意改进人际关系，及时疏导新发生的心理障碍，以保持精神愉快，稳定情绪。

运动调理

◆散步是首选运动

散步时能够感受大自然的风光景色，保持心情舒畅、身心愉悦，散步对患有更年期综合征的女性而言，是一项不错的运动，有利于改善抑郁、焦虑等不适症状。同时，散步对于更年期女性维持骨密度具有明显作用，对防治更年期高发的骨质疏松有利。

医学保健

按摩百会穴

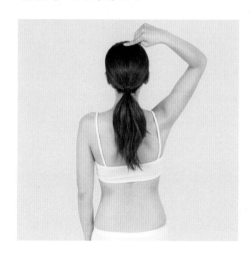 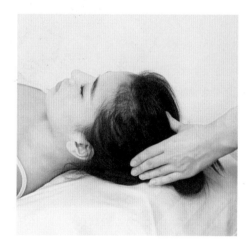

[取穴] 百会穴位于两耳尖连线的中点、前发际线上五寸的位置。

[方法] 用拇指指腹按摩百会穴，每次按逆时针方向和顺时针方向各按摩 50 圈，每日按摩 2~3 次。

[功效] 能够宁心安神，可以辅助调理内分泌紊乱，有利于改善头晕、心慌、胸闷等更年期不适症状。

小提示

合理选用雌激素替代疗法

采用雌激素替代疗法，能够缓解更年期综合征的许多不适症状，但是雌激素替代疗法可能会增加患子宫内膜癌、乳腺癌、糖尿病的风险。因此，是否采取雌激素替代疗法，一定要权衡利弊，应该在医生的指导下进行。若更年期症状很严重，已经影响到生活质量，则适合接受雌激素替代疗法。

水果燕麦片

【材料】燕麦片50克，猕猴桃10克，蓝莓15克，草莓20克，牛奶40毫升

【做法】

1.去皮的猕猴桃切成片；洗净的草莓去蒂，切成块；蓝莓洗净，备用。

2.备好杯子，放入燕麦片，加入牛奶，摆上猕猴桃、草莓、蓝莓即可。

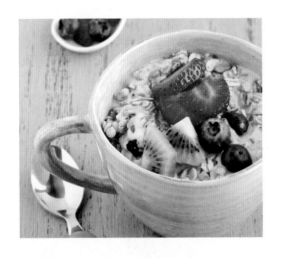

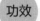 功效　营养搭配、制作简单，让面部气色更佳。

 # 杏仁烤梨

【材料】梨1个，杏仁80克

【做法】

1.洗净的梨对半切开，去核。

2.将杏仁放入梨核中间，分别将两半塞满。

3.包上锡纸放进预热好的烤箱，230℃烤25~30分钟。

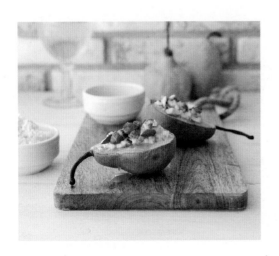

功效　缓解女性更年期心烦内燥症状。

西蓝花沙拉

【材料】西蓝花120克，樱桃萝卜50克，藜麦40克，南瓜籽10克，芽菜20克，盐3克，橄榄油4毫升

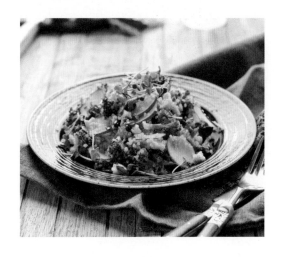

【做法】

1.洗净的西蓝花掰小块，洗净的樱桃萝卜切成片。西蓝花用水过熟，捞出；藜麦焯水煮至熟软，捞出。

2.备好碗，放入西蓝花、藜麦、樱桃萝卜、南瓜籽、芽菜、盐、橄榄油，拌至均匀即可。

功效 富含维生素的食材有助于精神调理，减缓情绪波动。

金枪鱼圣女果沙拉

【材料】金枪鱼罐头50克，四季豆40克，圣女果8颗，洋葱20克，盐、醋、橄榄油各少许

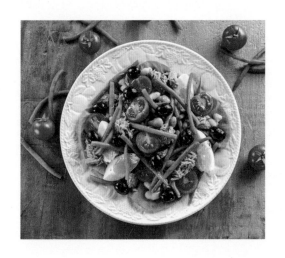

【做法】

1.四季豆切段，圣女果对半切开，洋葱切碎。

2.四季豆放入烧沸的盐水中焯1分钟，捞出用清水冲洗，沥干备用。

3.金枪鱼罐头用漏勺沥去汁水。

4.将金枪鱼、四季豆、圣女果、洋葱放入碗中，加入盐、醋、橄榄油拌匀，盛入盘中即可。

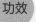

功效 以清淡为主的饮食有助于控制体重。

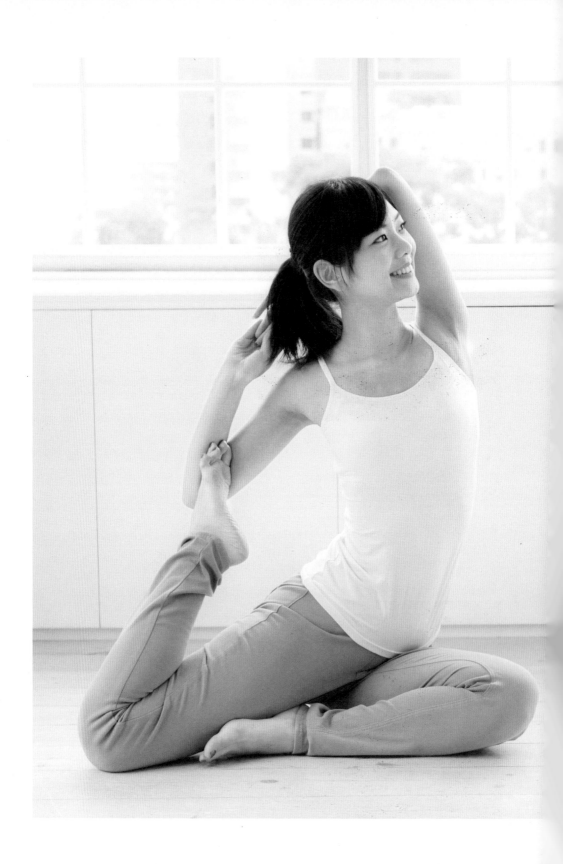

[运动可调养内分泌，做活力女人]

在现代生活中，女性扮演着前所未有的多重角色，社会地位不断提高，但压力也在不断增大，内分泌就容易失衡。随着年龄的增长，女性激素也会逐渐减少，体内骨量的下降与肌力的衰退都会让体形开始走样。如果能够每天坚持运动，身体的激素水平就得到调节，优美的体态与饱满的精神面貌就能得到保持。

步行，健康有氧运动能调节激素水平

运动益处

步行能加强全身的血液循环，加强心脏肌肉收缩能力，增加血管弹性，并使血管扩张，从而减少血管痉挛，防治各种心脑血管疾病；还能增大肺活量，改善呼吸系统；亦能促进肠胃蠕动，降低血糖和血压，提升消化功能。

研究显示，女性每天走6000步就能够起到较好的调理内分泌的作用，如果步数能达到10000步，那效果也会增强。步行作为有益身心的有氧运动可轻松缓解压力，放松心情，帮助女性预防骨质疏松、肥胖等疾病。

运动优势

1.步行是最容易进行的运动，步行不容易受环境影响，不论是在室内还室外，只要坚持，就可以进行。

2.有氧运动的燃脂效果很明显，持续步行20分钟就开始发挥作用，尽量让自己坚持30~40分钟吧。当然，一开始运动时可以坚持5~10分钟，等慢慢习惯了，步行起来就更轻松了。

小锦囊，让步行运动更持久

1.选择可以让心情舒畅的步行路线，树荫下或绿道，偶尔换换公园也可以，或者约上家人朋友一起，可使步行运动坚持得更持久。

2.给自己创造更多的步行机会，比如上下班的路上提前一两站下车；如果是可以步行抵达的路程，那不妨以步代车；上下楼层用步行代替坐电梯。

3.现在很多的电子设备已经可以计算步数，这给我们了解自己一天的运动情况非常有帮助，大家可以根据测量的数据及时调整自己的步行线路，以提升步行的效果。

4.步行是为了舒畅地出汗，放飞心情，如果身体不佳就不要勉强运动，而且每天的步行也要根据自身的情况作相应调整。

步行姿势

步行是人体的基本活动方式，可是只有采用正确的姿势才能真正调动全身，达到锻炼的效果。

1.身体直立，耳、肩、髋、膝、踝应成一条线垂直于地面。身体不要上下晃动，步行时保持重心在前。

2.头竖直，下巴微收，贴近颈部。

3.眼睛直视4~6米的前方，小心避开地面障碍物。

4.背部挺直，臀和腹内收。注意不要弓背，如果有左右肩膀不平衡的情况，也请时刻提醒自己，有意识地去纠正。

5.双肩放松，双臂自然摆动，手肘适度弯曲，行走时做前后直线摆动。步行时不宜背着手，双手摆动起来不仅可以使身体保持平衡，避免摔倒，也有利于充分活动全身。

6.步行时双脚的膝盖和脚尖都是笔直朝前的，不要出现内八字或外八字的情况。步子呈自然跨度，跨出时膝伸直。

步行的注意事项

步行时穿着松软、有弹性的衣服，再穿上适合步行的鞋子（运动鞋、平底鞋等），可以提升运动的效果。另外，在步行运动中体温会升高，身体也可能出汗，衣服最好分几层穿，以方便在适当的时候增加或减少。

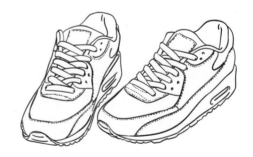

跑步，身心舒畅有利于预防内分泌疾病

运动益处

忙于工作和生活的现代女性，如果能多抽出一点时间来跑步，对颈部、肩部、脊椎、血液、肝脏、肠胃和骨骼都有很好的作用。

跑步时人体大脑会分泌"快乐激素"内啡肽，所以你能察觉身边有跑步习惯的女性一般具有乐观、积极的性格，因为跑步能产生愉快的感觉，对于缓解压力和赶走忧郁都很有帮助，可以预防因情绪抑郁导致的内分泌疾病，比如乳腺增生、乳腺癌等。

相信大部分女性都知道跑步是减肥的有效锻炼方式，借助跑步可以有效燃烧脂肪，缓解因肥胖引起的内分泌紊乱状况，坚持跑步的女性不仅经前综合征会得到缓解，腰线曲线也会更好。

运动优势

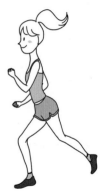

1.跑步的运动强度比步行要大，对提高各关节的强度、韧带的柔软度以及骨骼的强度、密度很有帮助，尤其适合经常坐在电脑前的办公室一族。

2.室外跑步可以接触阳光，促进体内维生素D的合成，进一步增加骨质的密度。

跑步的注意事项

1.刚开始慢跑时要视自己的体能状况调整锻炼时间，不要一开始就跑很远的距离，建议慢慢增加，时间在20分钟左右即可。

2.跑步后都要注意保暖，不要因为出汗多而减去大量衣物导致感冒等。

3.跑完不要马上停下来休息，应使身体各部位慢慢放松下来，建议先慢走几百米，等全身彻底放松后，再做一些腰、腹、腿、臂的放松活动，这样能拉伸肌肉线条，让身体变得纤长，特别是可以拉伸腿部韧带。

4.停下来后先休息5~10分钟，再饮用淡盐水或温开水以补充身体流失的水分，但要避免喝凉水或冰冻饮料。

跑步姿势

跑步时应掌握正确的姿势，才可以达到理想的调节内分泌的效果。

1. 头、臀、脚三点成一线，颈部放松，脊柱挺直，肩膀向后，身体稍微前倾。

2. 尽量用鼻子呼吸，保持均衡节奏，眼睛直视前方 7~10 米，小心避开地面障碍物。

3. 肩部的晃动幅度不宜太大，也不要太紧绷。

4. 摆臂应以肩为轴，前后摆动，双臂间左右动作幅度不超过身体正中线。手指、腕与臂应是放松的，肘关节角度约为 90°。

5. 躯干不要左右摇晃或上下起伏太大。

6. 腿前摆时积极送髋，跑步时要注意髋部的转动和放松。

7. 跑步时膝盖不要抬得太高，自然放松即可，上坡时才需要就膝盖稍微抬高。

8. 如果步幅过大，小腿前伸过远，会以脚跟着地，产生制动刹车反作用力，对骨和关节损伤很大。正确的落地是用脚的中部着地，并让冲击力迅速分散到全脚掌。

跑步带来的常见不适症状及应对措施

肌肉拉伤：肌肉部位类似撕裂的疼痛，肌肉活动在某个角度或动作明显受限。

应对措施：肌肉拉伤后，要立即进行冷处理，用冷水冲局部或用毛巾包裹冰块冷敷，帮助消肿止痛；24小时后可外贴活血和消肿胀的膏药，也可适当热敷或用较轻的手法对损伤局部进行按摩。

肌肉酸痛：可分为急性肌肉酸痛和延迟性肌肉酸痛。急性肌肉酸痛是在运动时或运动后一段时间内能感受到的酸痛，程度视运动强度而有所不同，酸痛感一般会在运动几小时后完全消失。延迟性肌肉酸痛是在运动后一段时间才慢慢能感受得到的酸痛，通常是在24~72小时左右，这是运动时肌肉收缩与伸长拉扯了肌肉纤维，并造成微小撕裂、破损后发炎所产生的。

应对措施：若出现延迟性肌肉酸痛，可进行加压按摩，保证充足的睡眠让身体得到休息，也可局部温热和涂擦药物。跑步前做好充分热身，锻炼后用温热水泡洗均可减轻肌肉酸痛。

瑜伽，改善体态又调理内分泌系统

◢ 运动益处

　　瑜伽源于古印度文化，有着悠久的历史，它是使身体和心灵达到和谐统一的运动方式。练习瑜伽能刺激女性的下丘脑—垂体—卵巢性腺轴等神经系统，增强内分泌系统功能，促进部分腺体的激素分泌，使机体各脏器运转协调。

　　瑜伽蕴含着神奇的健康魔法，通过各种呼吸方式和姿势疏通经络、调节气血。规范的瑜伽锻炼能改善雌激素分泌不足的情况，有助于内分泌系统的平衡，可预防骨质疏松症，也可调节情绪，稳定心神，改善焦躁、抑郁，减轻疲劳感，睡眠质量也能得到提高。

瑜伽锻炼的注意事项

　　1.练习之前最好空腹。瑜伽的体位动作是以人体的脊柱为中心，进行前后、左右的伸展。练习之前保证至少空腹1~2个小时，可以避免胃部负担过重导致练习者在练习过程中产生恶心、头痛、胸闷的现象。

　　2.练习后1小时内不要进食大量食物。瑜伽练习后身体处于放松状态，血液分布于身体的骨骼、肌肉，如果立即饮食会使血液大量流向胃部，血液的流通受阻，身体的排毒能力就会下降，锻炼的效果也会随之下降。

　　3.练习时不宜穿紧身衣服。瑜伽练习不同于一般的形体训练，练习时应选择可吸汗、透气性良好的衣服，以纯棉、麻质衣料为佳。上衣可以选择贴身的衣服，下身以宽松为主。这样才能将瑜伽运动的作用发挥到最大，同时便于完成一些翻转、倒立类型的动作，过紧的衣服不利于放松。

　　4.瑜伽动作练习应循序渐进、不可急于求成，做到自己的极限是最安全、最有效的。

　　5.练习后不要马上洗浴。练习瑜伽后体温有所上升，气血流通，有助于毒素的排出。待呼吸和心跳恢复正常之后再进行洗浴，能将通过汗液排出的毒素清洗干净，达到良好的瘦身排毒功效。

莲花座式

难度系数：★★

　　莲花座式是瑜伽中最放松的姿势之一，可以使头、躯干自然地保持直线，并可以长时间保持身体的坐姿稳固。莲花坐式可让腿部的血流减慢，血液大量供应到腹、胸所有脏器，腰椎和骶骨处的神经最先受益，从而使中枢神经被滋养，焕发整个神经系统的活力，使我们长久地坐着却保持着警醒。莲花座式瑜伽也是调息和冥想时的极佳体式，有助于提高睡眠质量。

Step1

　　取坐姿，双腿伸直，挺直腰背，目视前方，双手放在大腿上坐好，再慢慢将左脚放在右大腿根部，脚跟尽量够到右侧小腹。接着尽量将右脚放在左大腿根部，脚跟抵左侧小腹。双膝尽量贴向地面，双手自然放在同侧膝盖上，保持呼吸的均匀，维持此姿势1~2分钟。

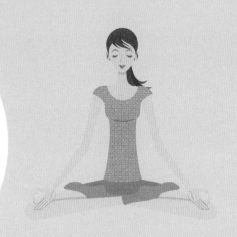

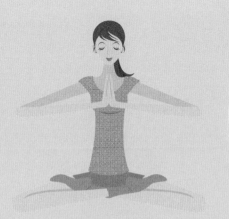

Step2

　　保持腿部动作，双手慢慢抬起，在胸前合十字，保持呼吸的均匀，维持此姿势1~2分钟。重新回到初始动作，交换双腿的上下位置进行练习。重复以上动作3次。

跪姿后抬腿式

难度系数：★★

跪姿后抬腿式是一个基本的臀部锻炼动作。做这个动作时，请保持骨盆以上的身体都不动，核心肌群出力来维持身体稳定，不要随着抬起的那条腿侧翻身体。运动时你会感觉到臀部肌肉被挤压，这样才能更准确地锻炼到臀部和大腿后侧。该练习可拉伸下半身，使身体线条更纤长、匀称，也能促进下半身的血液循环。

Step1

跪姿卧于地上，上半身用双臂支撑，下肢屈曲，用双膝着地支撑身体，收紧腹部及下腰部并保持身体核心部位稳定不晃动。

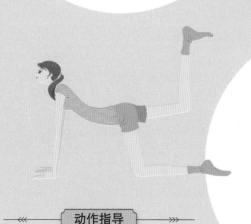

Step2

将右腿抬起，膝盖维持弯曲，达到极限后停留约2秒，再慢慢下降，下降到脚大拇指或膝盖微微碰到地面时，再次上抬，不在地面停留，减少休息时间，重复3次，以便加强锻炼效果。重复动作换后抬左腿，交替做3~5组，每组中间可以休息半分钟至一分钟。

动作指导

1. 始终保持躯干稳定。
2. 动作要慢，仔细感受臀部收缩的感觉。
3. 保持屈膝，膝盖弯曲的角度维持不变。
4. 为了提升训练强度，可在踝部捆扎沙袋、弹力带等。

蹬自行车式

难度系数：★★

蹬自行车式非常适合经常站立或久坐不动的女性，它能够缓解双腿长时间紧绷的压力，也能活动僵硬的髋部。坚持锻炼两腿会变得修长而匀称，同时还能放松肩背部、按摩腹部内脏器官，促进腹腔内的血液循环，有助于改善月经不调和不孕症。

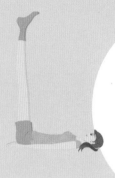

Step1

仰卧于地上，脸朝上，稍收下巴，全身放松，调整呼吸。两手放于体侧，手心朝下，腰背下压，运用腰腹力量带动双腿向上，膝盖伸直。

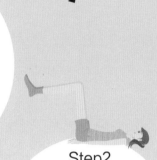

Step2

保持上半身姿势，运动膝关节，使小腿与大腿呈90°，做好蹬自行车的姿势。

Step3

双腿依照左右左右的顺序慢慢地向前踩小圈，仿佛在骑自行车，踩圈时保持弯膝，先顺方向蹬10次。重复3次。

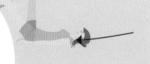

Step4

同上，换反方向蹬10次。重复3次。

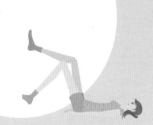

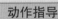

《《《 **动作指导** 》》》

1. 开始时运动得慢些，然后逐渐加快。
2. 练习时可将圈子逐渐踩大。
3. 运动中保持下巴稍微内收，颈肩放松，后腰贴地，呼吸和动作都要均匀顺畅。
4. 运动结束后伸直双腿平放于地面，手心转向上，微闭双眼，放松再慢慢起来。

牛面式

难度系数：★★★

牛面式能充分活动身体关节，一方面能让身体内部系统得到调节，改善血液循环，增强心肺功能，促进身体内部废物排出；另一方面能帮助塑造人体外形，让女性更有魅力，减掉手臂上的肥肉，尤其是上臂，还能使胸部、背部得到完全伸展。

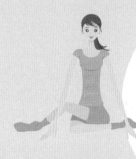

Step1

取坐姿，让左大腿缠绕在右大腿上侧，然后让双小腿开阔地分开，脚背尽量平贴地面，双手自然扶地，放于双脚前方，掌心向下，身体重心缓慢地向后移动。

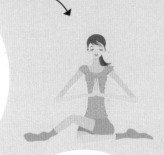

Step2

使臀部坐于双脚之间，双臂慢慢抬起，在胸前合十，保持胸背部的伸展，脊柱立直，目视前方。

Step3

保持腿部姿势，双臂移动，右手在上，左手在下，直至十指于背后相扣，右大臂尽可能贴住耳朵。维持此姿势3~5次呼吸。

Step4

缓慢打开手臂，垂放身旁，重心前移，左腿向左侧打开，双手随着上半身缓缓向左腿做下压动作。维持此姿势3~5次呼吸。同样方法再做反侧动作。

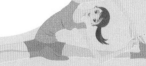

动作指导

1. 动作中保持呼吸的均匀，如果初学者认为动作有一定难度，可将动作一个一个分解，慢慢练习。
2. 双腿做交叉状时尽量让小腿往外打开。
3. 如果手指在背后勾不到一起，可以借助家里的毛巾或拉伸带作为辅助。

飞燕式

难度系数：★★★

飞燕式能强化腰部力量，放松脊柱，滋养背部神经，既能瘦腰美腹又能缓解女性腰背疼痛症状。运动中想象自己是一只翱翔天际的燕子，充分活动腰腹有利于增强盆腔的气血循环，调养卵巢，使其发挥正常的生理功能，增加雌激素的分泌。

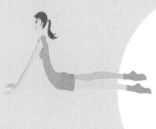

Step1

俯卧于地面上，上半身抬起，腰部保持向上用力，双臂伸直，手掌撑地，双腿伸直，作自然张开状，目视前方。

Step2

然后活动脖子将头慢慢向上抬起，直至眼睛望向天花板。同时，双腿向外伸展，拉开距离。

Step3

保持上半身姿势，双腿慢慢并拢，可以闭上眼睛，感受颈部、背部、腰部、腿部的拉伸，全身得到了舒展。维持此姿势3~5次呼吸。

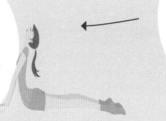

Step4

运用腰部力量将双腿抬起，手掌离开地面，双手慢慢向前、向上抬起，作出形如飞燕的动作，维持此姿势3~5次呼吸。重复以上动作3次。

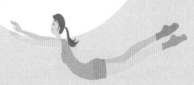

≪≪≪ 动作指导 ≫≫≫

1. 运动中不要使手肘和膝关节屈曲，要始终保持伸直，以达到拉伸的效果。
2. 重复动作时可以在中间稍微放松一下肌肉和关节。
3. 为了让动作做到位，初学者可以先练习下半身的动作，等熟练后再加上上半身的动作一起练习。

健美操，预防骨质疏松症

运动益处

健美操集健身和健美于一体，在音乐的铺垫下进行练习，其节奏鲜明、旋律轻快，可以增强练习者对音乐的感受力，既注重外在美的提高，又注重内在美的培养，是一项能促进身体健康发展、塑造优美线条的有氧运动。

不少研究指出，长期进行健美操锻炼的人能有效控制体重，减少脂肪堆积，从而起到预防心血管疾病、调节内脏机能的作用。轻松活泼的健美操可以增强人体的肌纤维，使韧带和肌腱等更富有延展性和弹性，改善骨骼结构及关节的灵活性，延缓骨量丢失，加大骨密度，对预防骨质疏松或改善骨质疏松很有帮助。

运动优势

健美操是多个关节的同步协调运动，是身体从上而下整体运动的协调配合。所以，无论是对大脑还是身体各部分都是一项具有挑战性的运动。另外，健美操是一种群体运动，一般是在集体场所进行锻炼，它能使练习者体验到个人与集体的关系，把"我"置于"我们"之中，起到协调人与人之间关系的作用。在集体运动的过程中可以结交朋友，增进友谊，促进互帮互助，提高群体意识。

小锦囊，练习常识你要懂

1.做健美操前应先进行热身活动。因为人体从安静状态进入运动状态需要克服内脏器官的生理惰性，并且随着运动强度增大，血液循环和气体交换才能逐渐得到改善，新陈代谢才能逐渐旺盛，身体慢慢舒展开来可以防止拉伤。

2.练习完要做放松运动，这样可以使运动时流入肌肉中的血液慢慢流回心脏，机体就能逐渐恢复平静状态，紧张的肌肉也能得到舒展放松。

3.生活中适当进行健美操运动，比如每星期安排2~3次，每次1~2小时即可，可以起到消除疲劳、促进淋巴排毒、改善色斑、消除痤疮的作用。

旅游，尽情释放压力

运动益处

当今城市，人口密集、交通拥堵，人们长期处在负氧离子严重缺失，而正离子浓度显著增加的不良空气环境中，身体免疫力自然会下降，疾病便会找上门来。

登山、海边露营、森林漫步，这些热门的外出旅游方式总能让我们置身在良好的环境中，呼吸到清新的空气，接触到各种新鲜有趣的事物。生活的节奏变慢，忘掉工作、学习上的压力，怀抱愉悦的心情，以欣赏的眼光看待周围的人和事。

外出旅游时运动量比平常要大，运动能加快人体的血液循环，而且血液中分泌出的雌激素对消除烦恼、改善失眠具有积极意义。

旅游方式

自助旅游：虽然要花费一些心思，但吃、住、行全凭自己作主，自由自在，特别是在一些风光迷人或文化底蕴深厚的地方，可以有足够时间去体会和流连。

半自助旅游：通过规范的旅行社订购往返车票、机票或酒店，而行程制定、饮食等则由自己作主，在自己喜欢的地方多作停留，保证了一定的自由。

随团旅游：可以独自一人也可全家大小一起参团，旅途中的大大小小安排均由旅行社负责，几乎不用自己操心，省钱省心。

旅游注意事项

1.要注意旅途安全，尽量结伴而行，尤其是经过一些危险区域时，如陡坡密林、悬崖蹊径、急流深洞等，千万不要独自冒险前往。

2.旅途中要讲文明、守礼节，懂得谦让；自觉遵守公共秩序，爱护文物古迹与公共卫生，不在古迹上乱刻乱涂，不大声喧哗。

3.讲究卫生与健康，注意饮食、饮水卫生，不暴饮暴食。

4.随身携带小药包，以备晕车、腹痛等情况。

5.如果是自助或半自助旅游，事先要制定周密的旅游计划，时间、路线、膳宿的具体安排，带好有关证件及必需的行装（衣衫、卫生用品等）。

跳绳，增强内分泌的调节功能

运动益处

跳绳是一种能让全身肌肉变得匀称有力的有氧运动。运动中能够消耗身体内多余的脂肪，使肌肉变得富有弹性，有助保持个人体态健美，尤其是使大腿和臀部肌肉纤维变结实。

跳绳能有效训练个人的反应能力和耐力，同时会让呼吸系统、心血管系统和神经系统得到充分的锻炼，增强女性末梢神经的敏感性，刺激大脑加强供血，使血液循环增强，起到健脑的作用，可预防老年痴呆。还可增强输卵管蠕动、促进激素分泌。研究证实，跳绳可以预防诸如糖尿病、关节炎、肥胖症、骨质疏松、高血压、肌肉萎缩、高脂血症、失眠症、抑郁症、更年期综合征等多种病症。

运动优势

跳绳花样繁多，可简可繁，随时可做，一学就会，特别适宜在气温较低的季节作为健身运动，对女性尤为适宜。跳绳是最有效、最经济的燃脂方法，对肠胃功能也有益，对预防肠胃疾病以及帮助肠胃恢复都有很好的作用，还兼有放松情绪的积极作用。

小锦囊，健康跳绳

从运动量来说，持续跳绳10分钟，与慢跑30分钟或跳健身操20分钟相差无几，因此，跳绳是耗时少、耗能大的有氧运动。鉴于跳绳对女性的独特保健作用，法国健身专家莫克专门为女性健身者设计了一种"跳绳渐进计划"。初学时，仅在原地跳1分钟，3天后即可连续跳3分钟，3个月后可连续跳上10分钟，半年后每天可实行"系列跳"，即每次连跳3分钟，共5次，直到一次连续跳上半小时。一次跳半小时，相当于慢跑90分钟的运动量，这样长期锻炼就能达到较好的有氧健身效果。

◢ 运动方式

单腿前后跳：

　　双手握住跳绳的两端，将绳子向前摇1次，当绳子即将落地时，两脚分前后依次跳起，跨过绳子。熟练后做连续跳跃即可。

双腿并脚跳：

　　双手握住跳绳的两端，将绳子向前摇1次，当绳子即将落地时，双脚同时跳起，跨过绳子。熟练后做连续跳跃即可。

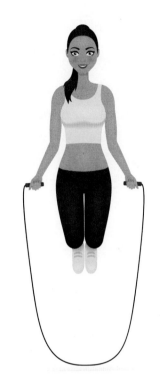

跳绳的注意事项

　　1.跳绳时手臂与手肘约呈90°角，并用手腕力量摆绳。两手要端于腰部位置，不能贴在腰间，否则影响手臂活动。

　　2.跳绳时不要低头看向腿部，而是要眼向前望，腰背要伸直。

　　3.跳绳时应用前掌脚起跳和着地，不宜使用脚后跟着地，避免重心不稳导致摔跤。

　　4.着地时膝盖微曲，以吸收跳跃时的震荡力，减少对关节的刺激。

　　5.跳绳时穿着轻便、软底、平底运动鞋，避免脚部关节受伤。

　　6.场地的选择也很关键。地面要平整，比如软硬适度的草坪、木质地板等。

　　7.跳绳结束后，一定要做做拉伸动作。拉伸动作能使肌肉分布均匀，可以防止出现"萝卜腿"。

游泳，改善黄体功能不足

运动益处

　　游泳是一项很好的增加肺活量的运动，因为游泳时人体需要克服水的阻力用力呼吸，同时水流对身体的按摩可改善皮肤状态及血管功能，对预防肺癌、胃癌或肠癌都极为有效。经常游泳能改善体温调节功能，我们会发现身边那些乐于冬泳的人，在机体抵御寒冷、适应环境等方面比普通人要强，这在增强机体免疫力方面也颇有裨益，能有效防御病毒的侵害。

　　与其他运动相比，游泳对人体关节伤害较小，是较为温和的有氧运动。游泳时腿部的张合能锻炼女性的盆腔肌肉和会阴部肌肉，还能强化腰腹力量，使胸部变丰满、臀部变紧实，从而提高性能力，经常游泳的女性在性生活中能获取更大的愉悦感。

　　游泳还是一项考验耐力的运动，运动时需要全身参与，一方面能刺激雌激素、孕酮等激素的分泌，可改善黄体功能不足；另一方面则消耗大量的热量，体内脂肪也得到燃烧，有助塑造健美体态，并避免因肥胖导致的一系列疾病。

游泳的注意事项

　　1.游泳要在合格场所及有救生员或家人陪同的地方开展，避免意外的发生。

　　2.处于月经期的女性不宜游泳，因为此时生殖系统抵抗力较弱，泳池内的病菌进入子宫，易造成感染。

　　3.空腹游泳易发生低血糖，导致头昏乏力；饱餐后游泳会给肠胃增加负担，影响消化功能，引发呕吐、腹痛等肠道疾病。

　　4.下水前要先在岸上做好准备活动，热身时间约15分钟，可采用高抬腿、蹲下起立等四肢运动，以免游泳过程中发生抽筋现象。

　　5.女性游泳时要注意把握好运动的强度，强度过小就达不到锻炼的效果，强度过大则会影响身体的恢复，严重时可能会导致意外的发生。

常见的四种游泳方式

自由泳：自由泳是受到阻力最小、速度最快且最省力的一种游泳姿势。自由泳可以让手臂、双腿的线条匀称、美丽，使臀部肌肉变得结实有弹性。

蝶泳：蝶泳是在蛙泳的基础上演变而来的，从外形看，好像蝴蝶展翅飞舞。蝶泳可消除腰部的赘肉，使其柔软有力，且纤细，呈现优美线条。

蛙泳：蛙泳是模仿青蛙游泳动作的游泳姿势，也是一种最古老的泳姿。大腿在游泳时充分地展开及收缩，可使大腿内侧的赘肉消除。

仰泳：仰泳是一种人体仰卧在水中的游泳姿势，头部需露出水面，呼吸方便，也比较省力。仰泳能消除腹部多余的赘肉，锻炼腿与腰部的弹性。

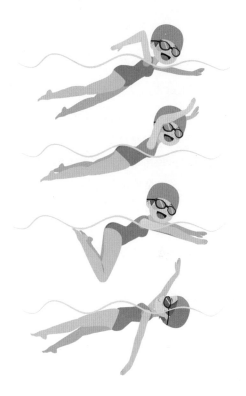

如果游泳时出现不良反应怎么办？

◎头晕

原因：多是由于游泳时间过长，机体能量消耗过大，乳酸产生较多，导致血糖降低，身体出现疲劳，且血液聚集于下肢不能及时回流输送于脑部造成的。

措施：应立即上岸休息，用毛巾擦干身体并进行全身保温工作，还可用中指按压印堂穴、人中穴。喝一杯淡糖水可缓解头晕症状。

◎耳痛、耳鸣

原因：多是由于耳内灌水或鼻子呛水造成的。

措施：上岸后用盐水漱口、疏通鼻腔、清洁耳道、控出耳内积水。控水方法有：1.单腿跳跳跃法：患耳向下，借用水的重力作用，使水向下从外耳道流出。2.外耳道清理法：用干净的细棉签轻轻探入外耳道，一旦接触到水屏障时即可把水吸出。

◎恶心呕吐

原因：多是由于鼻子呛水、喝进脏水、疲乏劳累、情绪紧张，造成一时性的反胃。

措施：应立即上岸，用拇指尖点压中脘穴和内关穴。

太极拳，可调节内分泌紊乱

运动益处

练习太极拳讲究"心静用意"，可锻炼大脑的活动，而且动作需要"完整一气"，眼神、上肢、躯干、下肢都要协调配合，动作连贯有序而不散乱，这样有助于疏通经脉、放松心情、减缓压力，从而改善因焦虑、抑郁导致的内分泌紊乱，缓解失眠。锻炼后的女性双目有神，精力充沛。

太极拳不仅是一项修身养性的运动，强调从容不迫、以柔克刚，而且由于运动中采用腹式呼吸法，使身体横膈肌活动扩大，促进肠胃蠕动，消化功能就能得到提升。太极拳动作柔和，可调养气血，对身体各器官可起到按摩和保护作用，达到平衡阴阳、改善雌激素分泌量不足，适合不同年龄段的女性，尤其是运动能力下降的更年期女性。

运动优势

与健美操的律动相比，太极拳更注重身体内部气息的流通。太极拳是全身性的运动，动作柔和，练习时间可长可短，运动后筋骨得到舒展，却不会出现肌肉酸痛的感觉。太极拳练习时采用深、长、细、缓、匀的腹式呼吸方法，不仅增加了胸腔的容量，还增强了吸氧呼碳的能力，对心肺功能有很大的改善。

练拳的注意事项

1.任何的运动都讲究持之以恒，如果总是"三天打鱼两天晒网"，运动的效果就不能充分发挥。而太极拳动作娴静柔和，更需要长期锻炼才能参透其中的玄妙，并且将益处逐渐放大，锻炼出轻盈的体态。

2.练习时穿着稍微宽松的衣服，有利于身体的舒展，便于气血流通，太紧的衣服会影响动作、阻滞内气。

3.练习时注意放松身心。身体越放松，健身的效果就越明显，而且动作的选择也要结合自身的情况，高难度的动作不要强迫自己去做，否则放松的目标就难以达成。

太极拳姿势

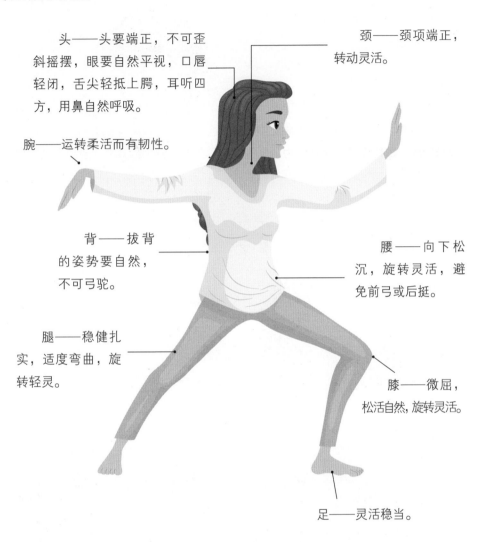

头——头要端正，不可歪斜摇摆，眼要自然平视，口唇轻闭，舌尖轻抵上腭，耳听四方，用鼻自然呼吸。

颈——颈项端正，转动灵活。

腕——运转柔活而有韧性。

背——拔背的姿势要自然，不可弓驼。

腰——向下松沉，旋转灵活，避免前弓或后挺。

腿——稳健扎实，适度弯曲，旋转轻灵。

膝——微屈，松活自然，旋转灵活。

足——灵活稳当。

> **小锦囊，环境需清幽**
>
> 　　练拳适宜选择环境清幽的地方，良好的室外或室内环境能让人远离外界事物的干扰，有助于精神的集中，减缓压力。应避免过于寒冷或炎热环境，空气清新、温度与湿度适中才能提升锻炼效果。

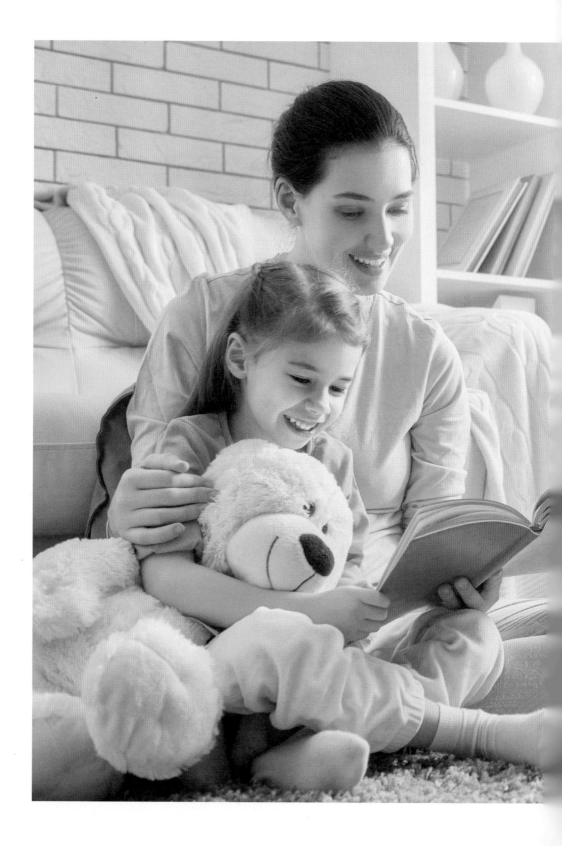

Part

5

[调整心态保持内分泌平衡，做幸福女人]

平衡好内分泌能让女性更健康。良好的心理状态也是保持年轻的秘诀，因为情绪的波动也会影响内分泌，所以除了注重饮食、运动、生活习惯，还要保持心理健康，积极地拥抱快乐人生，敲开健康舒适生活的大门。

生活要积极向上

说积极乐观的话，开启崭新生活

语言拥有不可思议的力量，其影响力比我们想象的还要大，具有自我暗示的作用。

在教育孩子的过程中，家长都会用语言规范孩子的行为习惯，比如"不要吵闹""不要跑""不要打翻了"。这些提醒其实形成了负面暗示，引导孩子吵闹后、奔跑后、打翻后的联想，并且引导想象走向事实，所以往往家长提醒不要奔跑后孩子就跑起来了。如果家长能用正面的话去鼓励而非警告，比如"保持安静""慢慢走"，这样孩子就能直接接收到积极的信息，并且能够很好地完成信息上的内容。

同样的道理，在工作上将"我绝对不要……""我非……不可"改成"我可以……"只要改变语气，压力指数就会有所改变。学会给自己解绑，愉快与幸福就时时刻刻围绕在身旁。

此外，生活中还有不少完美主义者，研究显示，这部分人所要承受的精神压力比非完美主义者要大，他们惧怕失利、患得患失，而且这种焦虑和忧虑容易压抑创造性，使工作效率降低。而且一个人在大发雷霆时，身体产生的"肾上腺素"等压力激素足以让小鼠死亡，因此"压力激素"又称"毒性激素"。相反，如果人是轻松快乐的，大脑就会分泌多巴胺等"益性激素"，可使人体各机能互相协调、平衡，促进健康。

我们可以积极向上，勇往直前，用欣赏完美代替强迫自己做到完美。完美的最高境界不是达到它，而是在不停追求完美的过程。

小锦囊

生活不是等待风暴过去，而是学会在风暴中展翅翱翔。在生活中尽量保持轻松快乐的心情，多说一些鼓励自己的话，尽情展露笑容，能释放更多快乐激素。快乐的因子总在空气中流动，你主动张开双手就能将它拥入怀抱。

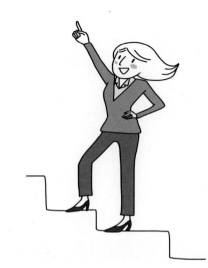

笑一笑，烦恼都忘掉

我们在生活中会碰到三种事情，第一种是让自己快乐的事情，第二种是让自己伤心的事情，第三种是普通、平淡的事情。有人将它总结为，人的一生在5%的精彩、5%的痛苦，还有90%的平淡中度过。我们能够回忆起的平淡的事情很少，但快乐与悲伤的事情却能时不时浮现在脑海中，这说明它们所占的比例虽然很少，却能轻易刺激我们的神经。

积极向上、轻松愉悦的情绪有利于增加人体血液中的含氧量，提高细胞的活力，增强免疫力。相反，人处于愤怒、烦恼、忧郁、紧张、焦虑等不良情绪下，神经系统的交感神经部分便会活跃，机体随之会分泌过多的肾上腺素，导致心跳加快、血压升高、脏器功能失调。长期处于不良情绪状态可造成机体免疫功能减弱，导致疾病或癌症的发生。

女性处在生理期时，容易因为身体激素的波动而出现情绪不稳的情况，此时可以接触一些让自己快乐起来的事物，如一顿美味的菜肴、一场开心的电影。

此外，爱笑的女性总能给人亲切感，在人群中更受欢迎，这就好比花园景美且散发迷人芳香就会招人喜欢，但杂草猛长，别人就不愿意亲近。性格善良与良好的待人接物的态度能更好地拉近人与人之间的距离，与他人沟通交流更顺畅，交际中的烦恼也会减少。

小锦囊

那些容易眉头紧锁、板起脸孔的人要常常提醒自己，即使不是发自内心的笑容，只要嘴角上扬，就能够给大脑释放友好信号。笑容是免费的，千万不要吝啬。据专家研究发现，大笑是一种良好的健身运动，大笑1分钟比跑步10分钟的锻炼效果还要好，大笑时身体的各个部位，如肩膀、背部、腰腹等都会运动起来，可借此改善血液循环，提高免疫力。

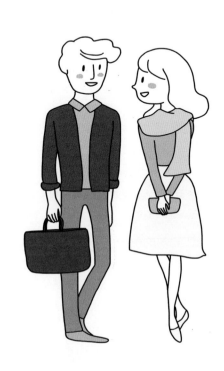

学会分享快乐，也要在遇到困难时主动求助

请好好记住那些让我们不自觉嘴角上扬的时刻，他人一个小小的贴心举动、一句夸赞便可温暖我们的心，使内心的快乐之花绽放。又或者和朋友一起说个小笑话，大家哈哈一笑，气氛活跃了，自己也放松了。事实上，笑不仅能减轻紧张，还能增进人体的免疫功能。

"我最近遇到一件好事情"这是我们分享快乐的常用开场白，如果可以，也请你用"我最近遇到了伤心难过的事情"来大胆地讲诉自己的不愉快。

遇到使自己产生消极情绪的压力时，应当及时寻找好友、家人或心理医生倾诉，给不愉快找个出口。在沟通的过程中，压力得到释放，缓解神经紧张，促使各系统的有序运行，降低正常细胞突变的概率。相反，承受压力时交感神经会让压力激素和皮质醇等分泌突增，使心跳加速、血管收缩，血压和血糖也会升高，诱发炎症环境，影响机体健康。

因此，生活中不管是痛苦的还是快乐的事情，要懂得认可自我的价值，学会与他人分享，从而养成开朗的性格，拥有开阔的心境，这样遇到突发事件时也能保持镇定，从容面对。或许遇到难题时聆听者还会帮你想出解决的方法。

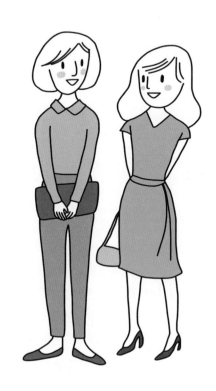

小锦囊

研究显示，人处于不同状态时体内激素也有所差异。兴奋状态时大脑会分泌出多巴胺；紧张状态时去甲肾上腺素的分泌会增加；情绪波动较大时血清素也会增加。当这些神经传递质在脑内的分泌处于正常状态时，女性激素的分泌才会呈现良好的状态。所以，无论是工作还是生活，又或者是学习，保持相对稳定的情绪是防治疾病的良药。

用冥想批量生产快乐

内分泌疾病对女性"情有独钟"，这与女性自身的生理特点有关，同时也与现代女性所面对的来自社会和家庭各方的巨大压力有着密不可分的关系。因此，拥有良好的抗压能力以及有效的降压方法，就能减轻内分泌疾病对女性造成的困扰。

在日常生活中，每个人都知道要按时洗脸、刷牙、洗澡来清洁我们的面容、牙齿以及身体，保持清爽的感觉。但你是否想过，我们的思维也是需要按时清理的呢？我们每一天接收大量杂乱无章的信息，萌生出数不胜数的各种念头，如果不对思维进行清理，不知不觉就会被这些信息和念头"压"得喘不过气。压力过大、神经紧绷，就会影响到内分泌，机体器官的运作也容易失去秩序，免疫力下降时，病菌就会侵入身体，最终导致严重的后果。

现代医学认为，冥想是积极的自我疗愈术，借助静坐，人的新陈代谢水平下降，心脏泵血量降低，心跳减慢，血压也随之下降，因此，人体在静坐时不仅能排除掉内心的焦虑不安，而且还能让所有的器官都得到休息，内分泌系统自然也能有序运作。

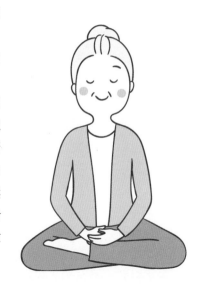

冥想能使扫除我们心中的杂念，从而澄清我们的视觉与听觉，很多人在进行完冥想之后，甚至能明显感觉到自己能看到平时"看不见"的事物，听见平时"听不见"的声音，不禁感慨："哇，我家附近这个小公园竟然如此漂亮！""清晨醒来竟然能听到树上的鸟叫声！"从而越发乐在其中。心情变好了，人也会变得亲切和善。这便是冥想的疗愈力量。

小锦囊，快乐冥想

回忆来自爱人的拥抱、回味一顿丰盛的大餐、回想与好朋友们哈哈大笑的场景，等等，一段安静的冥想时光，能帮助我们获取满满的正能量，让我们倍感幸福与欢乐，从而给自己搭建一个甜蜜空间。在生活中我们会轻易发现，那些有冥想习惯的人更懂得释放压力，给自己制造快乐，他们拥有更宽阔的胸怀，遇事沉着冷静；拥有健康的体魄，少受疾病困扰。

工作使我充实与快乐

持有负面情绪，不利于内分泌平衡

心理学上把焦虑、紧张、愤怒、沮丧、悲伤、痛苦等情绪统称为负性情绪，有时又称为负面情绪，因为此类情绪体验是不积极的，使身体产生不适感，甚至影响工作和生活的顺利进行，进而有可能对身心产生伤害。

我们在与社会上各种人打交道的时候，总会发生大大小小不同的事情，每个人都有压力，也会做错事，受委屈的事也总是不可避免地发生。面对这些交往中发生的误解、错误，要学会宽容，要懂得放下，否则一些负面情绪就会产生并且逐渐放大。持续的负面情绪是自律神经紊乱的"元凶"，会加剧内分泌失调，而且愤怒与悲伤的累积最后会演变成抑郁症。

事实上，在现实生活中经常会看到，许多中风病人的发病都与情绪激动有关，尤其是经常产生生气、恐惧、焦虑、紧张、悲伤、嫉妒等情绪的病人，常常在这些情绪的剧烈发作当中或之后引发中风。经医学证实，这些负面情绪的经常刺激，能够引起大脑皮质和丘脑下部兴奋，促使去甲肾上腺素、肾上腺素及儿茶酚胺等血管活性物质分泌增加，导致全身血管收缩、心率加快、血压上升，使脑血管内压力增大，容易在已经硬化、失去弹性、形成微动脉瘤的部位破裂，从而发生脑出血。

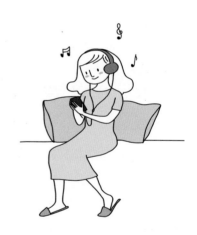

小锦囊，让负面情绪出走吧

◎用生理享受来忘却负面情绪：洗澡、泡澡、按摩、桑拿等。

◎用精神享受来忘却负面情绪：学画画、习书法、种花养鸟、下棋、欣赏音乐等。

◎遇到突发事情从容面对，将一些不愉快的事情尽快抹掉，而不是一味的抱怨。要懂得管束负面情绪，做一个拥有洒脱个性的人比做一个爱计较的人更有魅力。

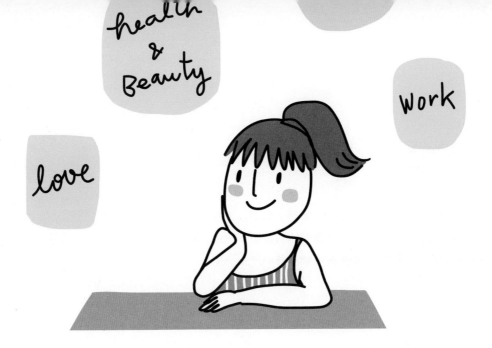

平衡好生活与工作的天平

新时代下不少女性为了生存、为了提高生活质量而努力工作，在努力拼搏的过程中总有不少的收获。走出家庭，拓宽了视野；懂得沟通，学会了与他人建立良好的关系；掌握了技能，让自己更具竞争力。她们成功地演绎出女性的独立与自信。

但是有一部分女性的人生天平却失衡了，她们会给人一种"她们不需要休息"的错觉，因为她们在工作上认真且拼命，似乎时刻围绕着工作在转，总是独自一人包揽一堆工作，尤其是一些身居高位的管理者。在这里要提醒这部分女性，你们并不是机器，而是活生生的人，有情绪、会疲劳，因此在忙碌的工作之外也要适当地放松，学会寻找生活的乐趣。

可别养成将工作带回家的习惯。记住，工作要在上班时间处理好，休息时间就要好好休息。

小锦囊，如果工作太累了，就找一段"放空"时间

你或许从旁人口中听到过"我每天除了工作就是工作，我也想可以好好的休息一段时间，但这太难了"，甚至有时发出了"真的好累"的信号。如果当你也出现这种情况时，请尽快将工作与私人时间的开启、关闭模式切换。仅仅是30分钟或1个小时的时间，就能让紧绷的神经得到放松。适当的放松能让副交感神经保持良好的运作状态，如果脑袋中除了工作还是工作，那交感神经就会失控。

专注能提升办事效率

在快节奏的社会氛围中，处理日常事情要分轻重缓急，更要科学调动注意力，提高办事的效率。下面是几个增强注意力的小技巧：

1. 有规律的生活节奏是增强注意力的重要保障。良好的饮食习惯与合理的运动能提供强健的体魄支持，充足的精力能有效防止焦虑不安。

2. 减少干扰，营造良好的生活、工作和学习环境。科技的进步让众多的电子产品走进我们的生活，不但占据着大量的时间，还消耗着精力，影响注意力的集中。控制好使用电子产品的时间，又或者是拉大与电子产品之间的距离，能腾出更多宝贵的时间完成其他重要的事情。

3. 了解自己的黄金时间，哪个时间段你的工作效率较高，是早上还是午休后，将最重要的事情放在那会儿做。

4. 定期进行反思和回顾，总结出无法集中注意力的原因，并及时改正。

5. 集中注意力前做一下深呼吸进行调整，又或者借助冥想将内心的浮躁冲刷掉再进入重要的工作。

小锦囊

人处于疲劳状态时，精神很难集中，意识模糊，脑袋也不清醒。如果想在此时将生活或工作上的事情办妥是很有难度的。另外，女性激素的变动也会导致专注力的减退，尤其是处在生理期的女性。有研究显示，血清素的分泌有助于提高注意力。只要反复进行同一个动作超过5分钟即可促使血清素的分泌，比如进行腹式呼吸、咀嚼口香糖等，这些简单的动作在工作或日常生活中也能轻易进行，当你感觉自己的注意力不集中时不妨试试这些方法。

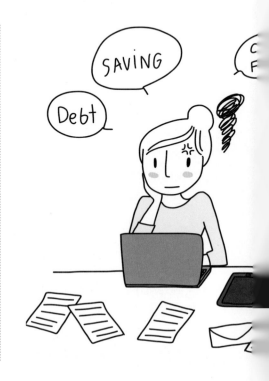

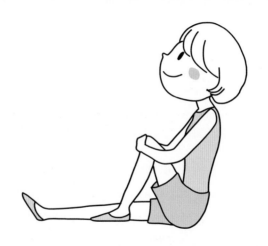

掌握放松的方法，克服紧张、焦虑

压力积累时，肾上腺皮质就会分泌出一种抗压力的激素——皮质醇。掌握正确的发泄方式有助于减少皮质醇的分泌，以防止长期压力过大降低身体的免疫力。动物实验显示，压力令癌细胞的扩散增加30倍。当你觉得自己被负面情绪包围的时候，以下方法或许能帮助你。

1.调节呼吸

一般的呼吸浅而短，而深呼吸（腹式呼吸）更注重呼吸的深沉与缓慢（深与长）。呼吸时，嘴巴紧闭，由鼻孔慢慢吸气，吸气过程中，你会感觉到自己的胸腔上提，腹部渐渐鼓起；然后再继续吸气，填满整个肺部（整个吸气过程可以维持5~10秒）；接着屏住呼吸2~3秒，再慢慢地呼气。循环整个呼吸过程5次左右即可达到良好的调节效果。

深呼吸不仅可以调节心态，还能够调节心率，对降低血压也很有帮助。深呼吸时可重整自律神经，舒缓压力，也可使全身血流速度加快，肌肉从紧绷变得松弛。建议选择空气良好的环境进行深呼吸运动。也可以借助想象提高深呼吸的质量，帮助放松，比如一边深呼吸一边想象自己处在舒适的环境中，面向宽广的大海、脚踩细细的沙砾等。

2.聆听音乐

随着现代医学的发展，音乐疗法慢慢得到重视。研究者发现，由于乐曲的旋律、速度、音调等不同，当其作用于人的感觉器官时可产生镇静安定、轻松愉快、活跃兴奋等不同的作用，从而调节情绪。快节奏的音乐被认为具有提神及提高集中力的作用，节奏较慢的音乐给人以安全感、舒适感，有助于舒缓神经，让人变得平静与放松。

研究发现，1分钟有60拍左右的音乐能让脑部呈现α波的模式，可帮助恢复内心平静。与大自然有关的声音，比如雨声、海浪声、风声等有助稳定内环境，达到镇痛、降压、催眠等效果。需要注意的是，单曲循环会减弱歌曲本身的降压效果，建议切换不同旋律的音乐以发挥最大的疗效。

追求"不完美"

过度重视输赢，压力便会随行

在社会高速发展的今天，压力会轻易闯进我们的生活。尤其是女性想要冲破传统的禁锢，勇敢地追求自己想要的生活和幸福，但又无法脱离竞争的大氛围，导致"女性逐渐男性化"的现象变得普遍。这归根结底是因为内分泌失调。因为太在意输赢，让女性长时间处于戒备的状态，时刻提防敌人的袭击，从而增强了男性激素的活性，使得体内男性激素过强。如果男性激素与女性激素的比例失衡，就会影响女性激素的有序运作并导致一系列的身体疾病。

长期处于兴奋状态促使交感神经发挥积极作用，并且提高血压与心率，建议广大女性不要将工作环境当成战场，这不是一场关乎生死的战争，否则容易导致内分泌失调。

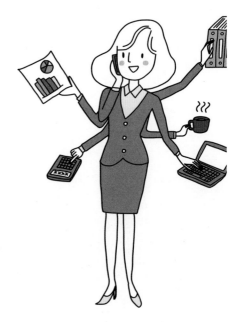

小锦囊

1.现代社会给予女性更大的发挥空间，在工作上的竞争也日益激烈，此时不妨在脑海中设定一个时钟，然后学会切换好工作与生活的开关键，用舒适的生活情绪调节紧张的工作氛围。就好像在繁华喧嚣的城市寻找自己的桃花源，给自己开辟一方净土。不要吝啬，工作是做不完的，留点时间给生活。

2.每个个体都存在差异，真正聊得来又不会有摩擦的情况毕竟是少数，而且每个人看待事物的标准是不同的，所以在工作中不要勉强自己做到一百分，稍微学会尊重他人的看法以及做法，掌握良好的沟通交流方式，这样或许能有意想不到的收获，心灵也能得到解放。

◢ 懂得欣赏自己，接纳自己

　　肩膀酸痛、身材走样、皮肤变差、烦躁不安……在人生的不同时期女性都要面对这样或那样的生理难题，出现身体不适或精神不佳都与女性激素的分泌密切相关，借助饮食、运动等多方面的调理便可重新获得健康体魄。

　　除了外在美的提升，个人素质的提高、内在修养的加强所产生的行为美以及心灵美是美的最高境界。正确认识自己的优点和缺点，并且以积极的心态接纳自己的形象与个性。因为我们都是以独特的"我"存在于这个时空中，在书写着属于自己的独特诗篇。我们要懂得欣赏自己、接纳自己，才能自信地与人交往，从而出色地发挥自己的才能和潜力。

　　人生漫长，总有不如意的时候，无论是工作上的困境还是身体上遭受的疾病，消极悲观可能会是某个时期的主色调，但是请不要讨厌这个灰色调的自己。消极悲观的经验像手背上的一道伤疤，不易去除且常常让你看见。难过、悲伤容易繁衍、滋长，但痛苦并不是一无是处，失去后学会珍惜，彷徨后找准方向，恐惧后懂得勇敢，愤怒后认清不足。当自己陷入困惑时，要给自己加油打气；当自己陷入不自信时可以用"我喜欢我这个样子"来给自己增添向前的动力。

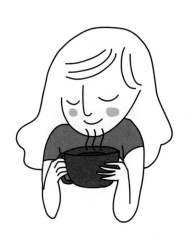

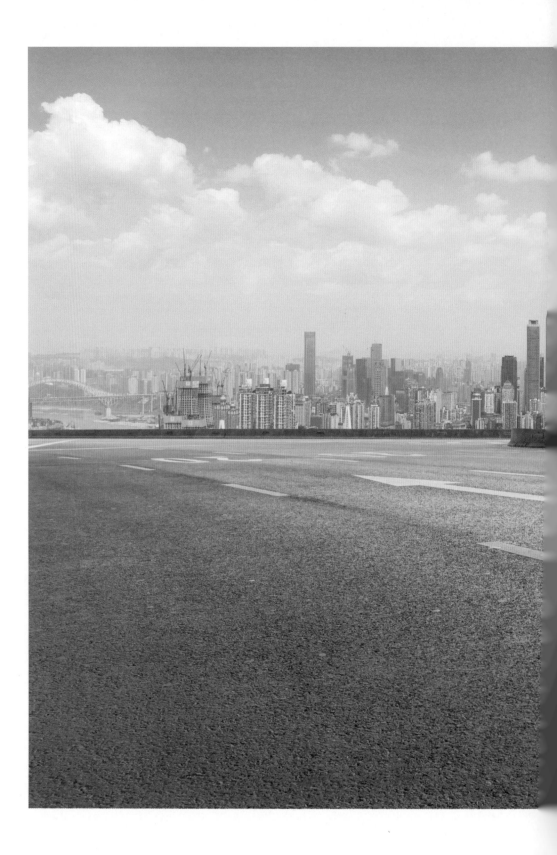

[警惕环境中的内分泌干扰物　做机智女人]

人类在生产和生活活动中排放到环境中的有机污染物会通过水源、食物或经皮肤吸收进入机体，从而影响生殖系统、神经系统和免疫系统的功能。所以，无论是日常用品还是食物的挑选或使用都要擦亮眼睛、谨慎小心，不可掉以轻心。

环境内分泌干扰物清单及其主要来源

环境内分泌干扰物（Environmental Endocrine Disruptors，简称EEDs），又称环境激素、内分泌活性化合物等，是指一种外源性物质，该物质可干扰生物体内保持自身平衡和调节发育过程中的天然激素的合成、分泌、运输、结合、反应和代谢等作用，导致未受损伤的有机体发生逆向健康影响，或使有机体后代的内分泌功能发生改变。

雌激素

1.天然雌激素

生物（植物和动物）产生天然雌激素的环境内分泌干扰效应备受关注。因为代谢后的雌激素排泄物是没有活性的极性结合物，但被污水和污染物处理厂中存在的部分微生物分解后，会产生活性雌激素并释放到环境中。

2.人工合成雌激素

这类物质常被作为药物使用，如己烯雌化学物、己烷雌酚、炔雌醇、炔雌醚等口服避孕药和一些用于促进家畜生长的同化激素。

天然雌激素和人工合成雌激素都能产生内分泌干扰作用。被动物饲料添加剂喂养的动物体内含有较高浓度的雌二醇，并且肉品加工过程对这些存在于动物体内的雌二醇激素的结构浓度影响较小，如果儿童长时间食用过多这类肉品会诱发性早熟。而孕妇使用己烯雌酚可导致胎儿畸形、男性后代生殖器管道畸形和女性后代阴道癌发病率偏高。

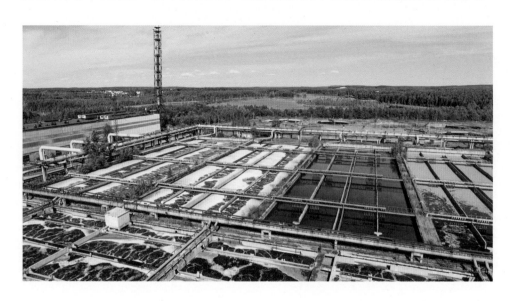

双酚A

双酚A（Bisphenol A，BPA），在工业上被用来合成聚碳酸酯（PC）和环氧树脂等材料。

由BPA制造的最终产品包括聚碳酸酯（PC）塑料制品、附着剂、保护涂层、汽车透镜、建材以及电子器件的包覆材料等。

BPA具有一定的水溶性，低挥发性，易于生物降解，有弱到中等毒性。用于食品包装材料的BPA由于与人体密切接触而对人体健康造成较大的危害，因为BPA能导致内分泌失调，威胁着胎儿和儿童的健康。癌症和新陈代谢紊乱导致的肥胖也被认为与此有关。欧盟认为含双酚A的奶瓶会诱发性早熟，并从2011年3月2日起，禁止生产含化学物质双酚A的婴儿奶瓶。

烷基酚

烷基酚（Alkylphenol）是一类由酚烷基化后产生的化合物。既是合成烷基酚聚氧乙烯醚（APEOs）的原料，又是其主要的降解（如生物降解）产物。环境中烷基酚类污染物主要是壬基酚（NP）和辛基酚（OP）。很早以前就有研究显示，烷基酚类化合物可以阻止雌二醇与雌激素受体结合，并能够将已经结合的雌激素取代下来。而且壬基酚可以诱导人的雌激素敏感型乳腺癌细胞MCF-7增生。

注意，长链烷基酚广泛用于洗涤剂中，也是燃油、润滑油及聚合物中的添加物，日常应减少接触此类产品，使用时更要谨慎小心，做好安全措施。

酞酸脂

酞酸酯（PAE），又称邻苯二甲酸酯，是被广泛使用的塑料增塑剂。它被普遍应用于玩具、食品包装材料、医用血袋和胶管、乙烯地板和壁纸、清洁剂、润滑油、个人护理用品（如指甲油、头发喷雾剂、香皂和洗发液）等数百种产品中。研究表明，酞酸酯在人体和动物体内发挥着类似雌激素的作用，可干扰内分泌。动物实验已证实有些种类的酞酸脂具有致癌、致畸、致突变的作用，在大剂量使用的情况下，具有致畸胎作用和抗生育力作用。有研究表明，在化妆品中，指甲油的酞酸酯含量最高，它会通过女性的呼吸系统和皮肤进入体内，如果过多使用，会增加女性患乳腺癌的概率，还会危害到她们未来生育的男婴的生殖系统。此外，塑料制品在工农业生产和日常生活中的使用广泛，产量也在不断增加，随着使用时间的推移，通过塑料释放到环境中，对空气、水和土壤造成污染，从而加剧对人体的危害。

环境内分泌干扰物对女性的危害

环境内分泌干扰物进入女性体内后，会对雌激素的分泌造成干扰，不仅造成自身容颜、体形的改变，还容易增加患上乳腺癌、子宫癌等与内分泌相关的疾病的概率。

另外，由于女性还承担着孕育、繁衍后代的艰巨任务，所以环境内分泌干扰物对女性生殖能力的影响也不容忽视。环境内分泌干扰物会导致自然流产、婴儿出生缺陷比例上升，新生儿存活率下降或后代发育不良的情况。

具体而言，环境内分泌干扰物从下面几个方面对女性的生活与身体造成影响：

影响生殖与发育

据美国、日本等20多个国家的广泛调查显示，1938~1991年间环境内分泌干扰物使得女性患不孕症、出现畸胎或怪胎的比例明显上升。有相关事件的报道，婴儿出生前后意外接触到被多氯联苯和二恶英污染的米糠油，使得他们出现了不同程度的发育缺陷。有研究者也通过动物实验（鼠、恒河猴等）发现，这些动物在发育期暴露于不同浓度的内分泌干扰物中，比如滴滴涕、二噁英、多氯联苯、双酚A、辛基酚等都会出现生殖道的结构和功能异常问题。

因此，女性在怀孕期间要尽可能地避免接触到内分泌干扰物，以保障自身与胎儿的健康。如果一旦接触了内分泌干扰物，就应该重视起来，及时向医生说明情况，寻求妥善的医疗措施，将伤害降到最低。

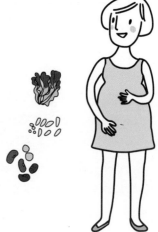

研究还证实，环境内分泌干扰物通过某些途径，如污染水源、食物或经皮肤吸收进入机体后，可模拟人体天然雌激素的作用，影响内分泌生殖系统功能，破坏机体内环境的协调和稳定，进而诱发女孩性早熟。尤其是含有农药污染的蔬菜、瓜果或肉类食物，家长应该更加重视，避免孩子或自身食用后使得体内含有很高剂量的雌激素。

影响免疫功能

环境内分泌干扰物引起的免疫功能改变，表现在降低及抑制免疫能力，加速自身免疫性病变的发生或引起胸腺萎缩，其免疫损伤应当要引起足够的重视。

动物实验表明，食用了受到污染的海鱼的海豹会出现免疫功能下降，并使得细菌性和病毒性传染病增加。就人类而言，接触多氯联苯、二噁英、有机氯农药等可影响机体免疫功能，表现为亢进或抑制。生理浓度的雌激素可提高机体免疫力，剂量较大时则增加自身免疫性疾病的易感性。

影响精神系统

环境内分泌干扰物对神经系统的影响主要是通过两个途径实现：一个是先作用于神经内分泌系统，影响激素的释放及其在靶器官的效应，再通过反馈作用影响到神经系统；另一个是直接作用于神经系统，引起行为、精神等的改变，包括学习、记忆障碍，注意力、感觉功能的改变。

孕妇食用了被污染的食物，或其婴儿在未出生前就暴露于多氯联苯（PCBs）和其他的污染物中，都会导致新生儿体重降低和孕妇妊娠期缩短，并且会出现婴儿智商和记忆缺陷问题以及肌神经发育的延迟。

特别提醒

激素或内分泌干扰物的适时作用对生物发育是决定性的。在发育早期，生物性器官和大脑特定的中枢受到性激素控制，内分泌干扰物的干扰则会导致器官永久性缺陷和功能障碍。而在成熟的生物体内，激素会参与精液的形成和雌性性周期的调节，内分泌干扰物则刺激或阻碍器官的功能发挥。

不少研究者认为，应该展开化学暴露和生物行为与节律关系的深入研究与探讨，从而了解化学暴露如何长期影响自然体系的生态属性。并且强调长期研究受到内分泌干扰物暴露影响的种群，或化学品在改变种群大小、年龄结构和动态平衡等方面是相当有必要。同时，观测与实验是研究期间两种重要的方式，两者紧密联系能有效提高研究的科学性。此外，无论人类还是其他动物都可能会暴露在非单一的环境化学品中，因此内分泌干扰物的混合效应也被纳入了研究范围。

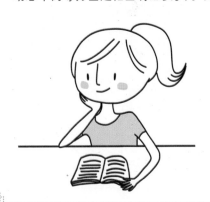

环境内分泌干扰物对人类、生态的影响还在研究中，想要获取更多这方面的最新资讯，可以从相关的书籍、研究报告等。

对环境内分泌干扰物的防范措施

环境内分泌干扰物结构稳定，自然条件下不易降解，其借助环境介质和食物链进入人体，威胁性比大气、污染水更为隐蔽，即使是在胚胎前期或新生婴儿期进入了人体，可是由于具有迟缓性的特点，可能会在后代成年或到中老年时期才表现出明显的损害迹象。为了将伤害降到最低，日常就要多加注意，做好必要的防范措施。

远离环境内分泌干扰物的做法：

1. 少用或不用洗涤剂。

2. 少用生发剂、育毛剂和染发剂。

3. 少用或不用除草剂、杀虫剂。

4. 选择成分安全的化妆品。

5. 戒烟并远离吸烟者。

6. 远离汽车尾气。

7. 远离被污染的饮用水。

8. 少吃或不吃罐头食品。

9. 减少用塑料材质的容器加热食品。

10. 多吃绿色、有机食品。

随着科学技术的发展，研究者在发现环境内分泌干扰物的不良影响外也研究出了相应的处理方法。其中包括水中内分泌干扰物的降解与处理方法，比如雌激素、工业化学品的生物降解方法和直接光解、传统的物理–化学方法处理、高级氧化技术等的物理–化学降解方法。所以人们在生活中也不必过于担忧，以免影响正常的生活。

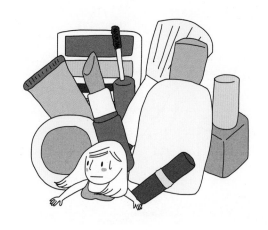